Knaur.

Knaur.

Über die Autorin:
Eva Freitag ist als beste Freundin nicht nur geduldige Zuhörerin und Frauenversteherin. Die Journalistin und Buchautorin sagt, was Männer nicht gern hören: SIE will öfter, und ER hat Migräne! Nicht nur die Freundinnen der Autorin leiden unter der Unlust ihrer Männer. Eva Freitag hat sich auf eine Recherche-Tour durch Deutschland begeben, Frauen aller Altersgruppen gesprochen und mit Sexualtherapeuten Lösungen erarbeitet. So entstand das Buch. Die Autorin bedankt sich bei allen Frauen für ihre Offenheit, ihr Vertrauen und den Mut, die ganz persönliche Geschichte in einem Buch zu erzählen. Eva Freitag hat diesen Frauen Anonymität zugesichert.

EVA FREITAG

Sexify your life

Verführung für Paare

Knaur Taschenbuch Verlag

Besuchen Sie uns im Internet:
www.knaur.de

Originalausgabe Juni 2009

Ein Unternehmen der Droemerschen Verlagsanstalt
Th. Knaur Nachf. GmbH & Co. KG, München.

Redaktion: Ruth Gelfert
Umschlaggestaltung: ZERO Werbeagentur, München
Umschlagabbildung: Getty Images / April
Satz: Adobe InDesign im Verlag
Druck und Bindung: Norhaven A/S
Printed in Denmark
ISBN 978-3-426-78262-0

2 4 5 3 1

Für Peter und meine Freundin Kirstin

Inhalt

Vorwort

Mal ganz platt gefragt: Geht's noch? Oder herrscht in Ihrem Bett wieder einmal tote Hose? Was ist eigentlich passiert? Gestern war ER noch der perfekte Lover. Heute ist er zwar liebevoller Vater, Chef der kleinen Firma Familie, erfolgreicher Ernährer, bester Freund und Frauenversteher, doch wenn es um Sex geht, hat er immer häufiger Migräne.

Wenn es in der sexuellen Wirklichkeit zuginge wie in den Hochglanzmagazinen, würde es immer und überall gehen – mindestens aber fünfmal in der Woche. Dabei wäre Caroline schon froh, wenn es fünfmal im Jahr klappen würde. »Verstehe einer die Männer«, stöhnt sie. »Genauer gesagt meinen Mann.« Caroline ist ein erotischer Traum auf High Heels mit Herz und Humor. Jedenfalls für andere Männer. »Ich merke ganz deutlich, dass andere Männer mich begehren. Ich werde sogar offensiv angemacht. Nur mein Lars hat keine Lust, mit mir zu schlafen.« Als gute Freundin habe ich ihr fragend geraten: »Warum gönnst du dir keinen Seitensprung?« Was Caroline entrüstet abgelehnt hat: »Ich liebe Lars doch!« Und so leidet sie lieber weiter unter der Funkstille im Ehebett, als ihren Mann zu betrügen.

Brüderchen und Schwesterchen

Mit der Treue zum Ehemann ist Caroline in ihrer Situation vielleicht eher die Ausnahme, aber mit ihrem Problem ist sie nicht allein: Immer häufiger klagen Frauen zwischen 25 und 55-plus über die wachsende Unlust ihrer Männer. Sätze wie: »Wir leben zusammen wie Brüderchen und Schwesterchen«, fallen im Kreis vertrauter Freundinnen erst schüchtern hinter vorgehaltener Hand, dann, wenn der Bann gebrochen und die Scheu erst einmal überwunden ist, kommt das Problem bei jedem Treffen zur Sprache und wird in schöner Regelmäßigkeit von allen thematisiert. »Mein Mann schläft nicht mehr mit mir«, ist DAS Thema unter Frauen.

Dabei hat das Phänomen eine besonders erstaunliche Seite: Die meisten dieser Beziehungen sind nicht unglücklich. Im Gegenteil: Da sind zwei Menschen zusammen, die sich lieben und achten, kennen und schätzen. Perfekte Paare eben! Bis aufs Sexualleben. Und so leben sie oft über Jahre hinweg friedlich, aber freudlos nebeneinanderher. Bis der Sexfrust sie eines Tages doch scheidet.

Meine Freundin Kirstin bringt das Phänomen auf den Punkt:

»Mit Familie schläft man nicht!«

Es sind selten die Männer, die sich offen beklagen. Das käme ja auch einer biologischen Bankrotterklärung gleich. Schließlich haben sie genug damit zu tun, nach außen den potenten Sexprotz zu geben. Ein Image, das gegenüber Artgenossen geradezu zwanghaft aufrechterhalten wird. Nein, es sind immer die Frauen, die jammern. Und das, obwohl ihnen in den Medien unterstellt wird, sie seien es, die lustlos und frigide im Ehebett liegen und über Kopfschmerzen klagen. Doch das stimmt nicht: Immer mehr Männer haben Migräne. Und da die Führungspositionen in den Medien meistens von Männern besetzt sind, wird die Last mit der Lust gern den Frauen angelastet. Dabei sind sie es, die Reizwäsche kaufen, Kerzen anzünden und verführerisch »Nimm mich« stöhnen, wenn er von der Arbeit kommt. Frustrierte Frauen versuchen viel in deutschen Schlafzimmern, doch meist vergebens. ER ist halt nicht in Stimmung zu bringen.

Wo sind die Ursachen zu suchen?

Ist gar liebevolle Nähe ein tödliches Gift fürs Sexualleben? Machen Familienglück und Vertrautheit auf Dauer die Libido platt? Schließen sich innige Liebe und guter Sex einfach aus? Was kann SIE unternehmen, wenn ER sich vom stürmischen Lover in einen sexuellen Loser verwandelt? Die Autorin dieses Buches schnüffelte auf ihrer Spurensuche in deutschen Schlafzimmern. Sie ist keine Paartherapeutin, sondern Freundin. Sie hat mit unbefriedigten Frauen gesprochen, die ihr alle verraten haben, wann, wie und warum es plötzlich mit der körperlichen Nähe in der Beziehung abwärtsging. Sie verrät hier, wie sich das Sexleben wiedererwecken lässt und man die Pärchen-Uhr auf »verliebt« zurückdrehen kann. Die unterhaltsame Bettlektüre zeigt der Leserin vor allem eines: Du bist nicht allein! Unzählige Leidensgenossinnen liegen nachts ungeliebt in ihren Betten und hoffen darauf, dass ER endlich wieder erwacht …

Verliebt, verlobt, verheiratet, Kind gekriegt – geschieden!

Erinnern Sie sich an den Abzählreim, den wir als Kinder beim Spielen aufgesagt haben? Leider ist das häufig die typische Paarspirale, die uns nach der Phase euphorischer Verliebtheit trotz aller Liebe in die Trennung treibt. Auf dem Weg ins »Du bist aus« bleibt der Sex oft als Erstes auf der Strecke. Doch es gibt Wege aus der Abwärtsspirale, und nicht jede sexlose Phase ist gleich eine Katastrophe. Denn in langjährigen Beziehungen gehören monatelange Dürrezeiten ebenso dazu wie leidenschaftliche Nächte und der Quickie vor dem Einschlafen oder beim Aufwachen.

Das Buch ist als humorvoller Begleiter auf dem Weg aus der verkehrsberuhigten Zone gedacht.

1 Verliebt oder *Spielball der Hormone*

Und jedem Anfang wohnt ein Zauber inne.« Ob Hermann Hesse verliebt war, als er diesen Satz schrieb? Wenn es einen so richtig erwischt hat, ist man in der Anfangsphase einer Beziehung wirklich verzaubert, ja geradezu fremdbestimmt. Das »ver« in dem Wörtchen »verliebt« taucht schließlich auch in ver-wirrt, ver-rückt und ver-boten auf (aber dazu später).

Der Kopf arbeitet wie eine Drehtür: Alles kreist um den anderen. Kaum schlägt man morgens die Augen auf (wenn man überhaupt geschlafen hat!), schon taucht sein Gesicht vor dem inneren Auge auf. Zwischen Zähneputzen, Kaffeekochen und Brötchenholen: Schwups – da ist er wieder: dieser Mensch, den man einfach nicht aus dem Kopf bekommt. Er begleitet die Verliebten durch den Tag und ploppt wie eine Comicblase immer wieder in Gedanken auf: wie er lacht, sich bewegt und so herrlich duftet. An der Ampel, im Supermarkt und auf dem Einwohnermeldeamt: Hallo – da ist er! Ganz gleich, was sie tun: Verliebte sind ständig in Begleitung.

Die Worte des anderen sind Dichtung: »Lass uns ein Eis essen gehen« klingt wie Weltliteratur. Wasser hat die Wirkung von Wein, wenn man sich gegenübersitzt und zuprostet. Man kann nicht mehr richtig essen, kaum schlafen und sich nicht auf andere Dinge konzentrieren. »Ich bin in Glastüren gerannt, habe erst den Parkplatz und dann mein Auto nicht gefunden und den Hund vor dem Drogeriemarkt angeleint und vergessen«, erinnert sich Michaela an diese »schrecklich-herrliche« Zeit der Verliebtheit. »Wenn ER in meiner Nähe ist, verwandelt sich mein Gehirn in einen riesigen Wattebausch, und meine Beine sind plötzlich aus Wackelpudding.« Verliebte lachen zu laut, reden Unsinn und laufen innerlich Amok. Michaela vergleicht das Bauchgefühl in Zeiten der Verliebtheit mit einer Darmgrippe: »Es rumort in den Gedärmen: Man ist fiebrig, flatterig und völlig fahrig – einfach krank vor Liebe. Mir ist manchmal vor Sehnsucht nach ihm richtig übel.«

In Kopf und Bauch – aber vor allem in den tiefer gelegenen Körperregionen – ist nur noch Platz für das geliebte Wesen. Man verzehrt sich förmlich. Die Sehnsucht brennt, Körper und Kopf stehen in Flammen. Das unstillbare Verlangen schmerzt und lässt die kleinen roten Ferraris wie auf einer Carrera-Bahn durch die Eingeweide rasen.

Ein Blick des/der Angebeteten reicht, und der Gefühlswahnsinn nimmt seinen Lauf. Die leiseste Berührung versetzt den Körper in Wallungen. Händchenhalten allein bedeutet in der Anfangsphase schon das höchste aller Gefühle. Wie zufällig berühren sich Liebespaare ständig: Sie stehen viel zu dicht beieinander und können ihre Hände nicht bei sich behalten. Man will mehr und mehr und kriegt trotzdem nie genug. Man möchte den anderen immerzu berühren, riechen, schmecken und in seiner Nähe sein. Verliebte leben zudem in einer anderen Zeitzone: Gemeinsame Stunden verfliegen wie Sand im Wüstenwind. Die Zeit ohne das geliebte Wesen hingegen hockt wie Blei auf den Zeigern der Uhr, die sich nur noch im Tempo von Jahrhunderten drehen. Jeder Abschied wird zelebriert, als zöge der andere in den Krieg, und ist stets mit der bangen Frage verknüpft: »Wann werden wir uns wiedersehen?« Morgen erst? »Wie soll ich das ertragen?«

Nicht zurechnungsfähig

Kaum gehen sie in unterschiedliche Richtungen auseinander, hofft jeder auf einen Anruf des anderen. Das Telefon ist jetzt mindestens so wichtig wie der Herzschrittmacher für Transplantationspatienten. Wenn die Freundin zum falschen Zeitpunkt anruft, wird sie mit dem empörten Ausruf: »Ach, DU bist das nur!« begrüßt. Mit Verliebten ist als Außenstehender nicht gut Kirschen essen. Man ist entweder Störfaktor oder Kummerkasten und muss sehr viel Geduld aufbringen.

Doch Frischverliebte haben eine gute Entschuldigung, die sie sich sogar vom Arzt bescheinigen lassen können: Ihr Gehirn ertrinkt in einer Flut von Sexualhormonen. Rein äußerlich gibt man sich cool, doch tief im Innern ist alles in Aufruhr. Selbstverständlich zeigt man sich nur von seiner allerbesten Seite. Ohne Make-up und High Heels den Müll runterbringen? Unmöglich! ER könnte ja unten am Müllcontainer stehen. Unrasiert das Haus verlassen? Auf keinen Fall! SIE könnte ja um die Ecke kommen.

Man(n) gibt alles – optisch und auch sonst: Verliebte Jungs polieren ihre Autos, bügeln die Hemden und gehen zur Fußpflege. Im Sportstudio stemmt ER mit den Machos aus der Vorstadt schwere Gewichte um die Wette, trainiert für den Ironman und bildet seinen Body, bis die Gelenke krachen. SIE turnt sich derweil bei Bauch-Beine-Po-Gymnastik die Seele aus dem Leib. Jedes Detail muss sitzen: Gel ins Haar und alles steif nach hinten gekämmt? Oder doch lieber locker geföhnte Walle-Welle und den Naturburschen geben? Im Rausch der Verliebtheit wird selbst der letzte Hänger zum Adonis. Und dann dieser Stress mit der Konkurrenz: Als Mann muss man nämlich höllisch aufpassen, dass die himmlische Eroberung nicht von anderen Geschlechtsgenossen vernascht wird. Es ist komisch, aber hormonell erklärbar: Verliebte Frauen sind plötzlich für eine Menge Männer äußerst attraktiv. Ihr Körper signalisiert jetzt nämlich Empfängnisbereitschaft: Und das zieht paarungswillige Männchen an wie das offene Marmeladenglas die Wespen.

Doch verliebte Männer lassen sich die Eroberung nicht so schnell von der Konkurrenz wegschnappen: Sie sind extrem kreativ und bis zur Lächerlichkeit albern. »Er hat mir gleich am ersten Abend einen Ring gebastelt …« Michaela trägt ein seltsam verknittertes Teil aus Silberfolie wie die Kronjuwelen am Ringfinger und ist verzückt: »Ist das nicht süüüüß? Ein Ring aus Zigarettenpapier«, kichert sie blöd. Die Freundinnen blicken mitleidig drein und behandeln sie wie eine Patientin, die gerade aus der geschlossenen Abteilung einer Nervenklinik ausgebrochen ist (und damit haben sie gar nicht so unrecht – doch dazu kommen wir noch). Mit Verliebten kann man als Außenstehender wenig anfangen: Wenn nicht gerade von IHM oder IHR die Rede ist, sind sie für die anderen unerreichbar. Sie tragen dieses grenzdebile Grinsen im Gesicht und sind permanent abwesend: »Was hast du gesagt? Sorry, ich war mit den Gedanken ganz woanders …« Wo wohl?!

Während Freunde nur einen ganz normalen Menschen

mit zwei Augen, blonden Haaren und einem Mund sehen, trübt der Blick durch die rosarote Brille die Objektivität Verliebter ganz erheblich. Beide stellen den anderen, dieses Zauberwesen, auf einen unerreichbaren Sockel: ER/SIE ist das Nonplusultra. Das unbekannte Wesen wird idealisiert und mit Superlativen nur so überschüttet: einzigartig, sensationell, megacool, hochinteressant, gnadenlos großartig: Die Liste der Adjektive lässt sich beliebig fortsetzen. »Tiefe Blicke, die erste sanfte Berührung – das alles ist Sex pur«, sagt Michaela. Für sie ist ihr Andrew die fehlerfreie Reinkarnation des Don Juan und eine Art Zwillingsbruder von Brad Pitt – kurz: DIE Liebe ihres Lebens. Das ist nicht ungefährlich: Wer kann als ganz normaler Mensch bei solcher Idealisierung den Ansprüchen genügen? Im Alltag wird auch aus einer megageilen Ikone schnell wieder ein Mensch mit all seinen Schwächen und Fehlern. Nur wer dann noch liebt und geliebt wird, hat Chancen auf eine Zukunft mit dem anderen.

Der Superstar

In der Phase der Verliebtheit wird man von Unsicherheit gepeinigt, denn unser Bild von diesem Superstar ist immer auch eine Projektion der eigenen Wünsche und damit ein Trugbild der Phantasie. Das real existierende Gegenüber ist noch ziemlich unbekannt. All die Fragen und Ängste sind das Salz in der Gefühlssuppe, denn noch weiß man ja so wenig vom anderen: Wird man wiedergeliebt oder laufen die eigenen Gefühle ins Leere? Vielleicht gibt es da doch jemanden, der das Herz des anderen in Händen hält? »Unsere Beziehung war am Anfang noch geheim. Niemand sollte erfahren, was wir uns selbst nicht richtig erklären konnten. Was war eigentlich mit uns geschehen?« Michaela fiebert den heimlichen Treffen entgegen. »Um zweiundzwanzig Uhr fünfunddreißig vor der Einfahrt der Tiefgarage an der Oper – ich fahre ein graues Golf-Cabrio.« Wie Diebe haben sie sich im Schutz der Dunkelheit gesucht – und natürlich auch gefunden. »Wir sind uns in die Arme gefallen wie zwei Ertrinkende, die sich aneinanderklammern.«

Geheimniskrämerei wirkt wie prickelnder Champagner auf Verliebte. Das Nicht-entdeckt-werden-Spiel bringt die notwendige Dramatik ins Geschehen und lässt es so richtig knistern. »Wir können gar nicht genug voneinander kriegen«, schwärmt Michaela. »Andrew berührt mich immerzu: erst ganz beiläufig, dann bewusst. Keine Hand hat mich vorher so zärtlich gestreichelt, kein Mund so süß liebkost. Wir können einfach nicht voneinander lassen.« Und natürlich schlafen sie miteinander: im Auto, am Strand, unter der Dusche, auf dem Schreibtisch nach Büroschluss – ach ja: und im Bett. Michaela hofft: »Wenn es doch ein Leben lang so bleibt und wir das alles in eine feste Beziehung herüberretten können …« Im Stillen ahnt sie die Gefahr und weiß aus Erfahrung, was vielen Verliebten droht, wenn Zeit ins Land gegangen ist: ein langweiliger Beziehungsalltag, in dem aus Brad Pitt ein lustloser Horst Schlemmer geworden ist.

Wenn man verliebt ist, läuft es auch im Bett (oder sonst wo) gut. Der Boden unter den Füßen Liebender bebt, der Sex ist aufregend. Am Anfang ist es ein ständiges Ausprobieren, Sichherantasten, Entdecken und Aufeinandereingehen. »Das erste Mal war wie eine Explosion«, sagt Michaela. »Ich wollte immer mehr und mehr.« Doch bei aller Euphorie kann man in der Phase der Verliebtheit nie richtig entspannt sein und leidet ständig unter einer Art Adrenalinvergiftung. Verliebt sein bedeutet Dauerstress in höchster

Potenz. Apropos Potenz: Damit haben verliebte Männer nur selten Probleme.

Verliebte Männer können all das, was viele Frauen später an ihren Partnern vermissen: Sie achten auf ihr Äußeres, reden über ihre Gefühle, sind äußerst kreativ und entdecken sogar literarische Fähigkeiten (wenn oft auch nur beim Schreiben von E-Mails). »Ich verzehre mich«, schreibt Andrew seiner Michaela. »Und ich ertrage deine Abwesenheit nicht! Was machst du gerade? Wo bist du jetzt – jetzt im Augenblick? Denkst du vielleicht in diesem Moment auch an mich?« Michaelas Computer verkündet vielversprechend: »Sie haben Post« – oh, wie lange hat sie darauf gewartet. Eine halbe Stunde vielleicht? Endlich, endlich hat er geantwortet! Bloß nicht gleich zurückmailen. Erst mit der Freundin sprechen: »Er hat geschrieben – was soll ich jetzt tun?« Michaelas Stimme klingt, als sei gerade eine furchtbare Katastrophe über die Welt hereingebrochen: Erdbeben, Atomkrieg, Schweinepest – nein, ER hat eine E-Mail geschickt.

Für Freundinnen ist das keine leichte Zeit. »Okay, er hat gemailt. Dann warte halt eine Anstandsweile und antworte ihm.« Das wäre kein guter Rat einer Freundin. Nein, jetzt muss jedes Detail stundenlang diskutiert werden. Selbst Satzzeichen in seiner E-Mail spielen plötzlich eine erhebliche Rolle: »Er hat einen Doppelpunkt hinter ›für dich:‹ gemacht – was glaubst du, was das bedeutet?« Worte werden Buchstabe für Buchstabe auf die Goldwaage gelegt. Wenn Männer wüssten, was ein einziges Wort in Phasen der Verliebtheit wiegt. Dann dieser SMS-Wahnsinn: Man hypnotisiert das Handy, bis endlich wieder das winzige Briefchen mit der frohen Kunde »Mitteilung« aufleuchtet. Für Verliebte würde sich eine eigene Handy-Satellitenstation im All lohnen, die nur Satzfetzen wie: »Ich dich auch – du mich – und ich dich …« durch die Gegend schickt.

Doch das ist alles nichts im Vergleich zur Vor- und Nachbereitung von Verabredungen: »Er hat so komisch geguckt, als ich vom Segeln sprach – meinst du, er mag lieber bergwandern?« Stundenlang wird jede Bewegung besprochen, jedes Mienenspiel gedeutet und interpretiert. »Als ich um die Ecke bog, hat er so verträumt dagestanden und hatte ein Lächeln auf den Lippen …« Wie lange man beim Abschied noch vor der Haustür im Auto gesessen hat, bekommt die Gewichtigkeit von Abrüstungsverhandlungen der Vereinten Nationen. »Dann hat er seinen Arm lange auf der Mittelkonsole im Wagen liegen gelassen – gleich neben meinem Knie.« Wow! Jeder normale Mensch würde jetzt sagen: »Na, und?« Doch die beste Freundin versteht genau, wovon die Rede ist. Denn mit jeder Bewegung, mit dem Mienenspiel und jeder noch so kleinen Geste hängt schließlich die allerwichtigste Frage zusammen: »Werde ich wiedergeliebt?«

All den tapferen Freundinnen sei an dieser Stelle Tribut gezollt: Ihr seid großartig!

Der Reiz des Verbotenen

Solche Fragen sind ja durchaus ernst zu nehmen: Man/frau weiß noch nicht viel von dem anderen. Alles ist ein großes Rätselraten. Aber gerade das macht es ja so spannend und reizvoll. Alles ist neu, aufregend und vielleicht sogar ein bisschen verboten.

So wie bei Stefan und Corinna: Sie war verheiratet, er galt unter den Kollegen als Womanizer, der nichts anbrennen lässt. »Alle haben mich vor Stefan gewarnt«, erinnert sie sich. »Es hieß: Vor dem ist keine sicher!« Die Warnungen waren am Anfang noch nicht einmal nötig: »Ich fand ihn eitel, überheblich und konnte ihn nicht ausstehen«, sagt sie heute und muss über sich lachen. Auch Stefan war wenig an Corinna interessiert: Sie galt als schwierig: »Ich hatte sie als eingebildete Zicke abgehakt.« Was dann geschah, können sich beide bis heute nicht richtig erklären: »Wir trafen uns durch Zufall am Kopierer im Büro. Schon von weitem hörte ich Corinna wütend schimpfen. Sie redete mit dem Faxgerät wie mit einem bösen Tier. Und sie sah dabei sooo süß wütend aus«, erinnert sich Stefan. Er half ihr, den Papierstau zu beseitigen. »Und wir kamen zum ersten Mal ins Gespräch.«

Für Corinna war es ein Schock: »Ich spürte sofort, da war was mit mir passiert, was ich auf keinen Fall wahrhaben wollte: Ich fand diesen Stefan charmant, hilfsbereit und extrem witzig.« Sie wollte sich ihre Gefühle nicht eingestehen: »Meine Ehe wurde von Freunden als ideal beschrieben. Alles passte zusammen: erfolgreicher Anwalt, tolles Haus und einmal im Jahr Urlaub in der Karibik.« Doch die Beziehung des Paares war damals schon so tot wie der Asphalt auf der Autobahn. »Mein Mann war irgendwann einfach verstummt«, sagt sie. »Ich kam nicht mehr an ihn heran und weiß bis heute nicht, was damals geschehen war.« Den Vorschlag, eine Paartherapie zu machen, lehnte er entrüstet ab. »Wir hatten über ein Jahr lang keinen Sex, und ich wusste einfach nicht, warum.« Obwohl Corinna eine attraktive Frau ist und von Freundinnen wegen ihrer perfekten Figur und den mädchenhaften Gesichtszügen beneidet wird, fühlte sie sich im Laufe ihrer Ehe immer hässlicher und unattraktiver.

»Aber vor allem fühlte ich mich ungeliebt«, betont sie.

»Und das war sehr schmerzhaft. Mein Mann beachtete mich einfach nicht mehr. Er schien allabendlich mit dem Sofa zu einer Einheit zu verschmelzen. Sobald er aus der Kanzlei kam, hockte er wie ein Autist vor dem Bildschirm und wanderte mit der Fernbedienung durch die Kanäle. Das war seine liebste Entspannung.« Bis auf gemeinsame Urlaube unternahmen die Eheleute nichts mehr zusammen. Doch auch in den Ferien ging jeder seines Weges. »Ich wollte etwas erleben, Kurztrips unternehmen und das Land besser kennenlernen, doch mein Mann war aus dem Strandstuhl nicht wegzukriegen. Abends saß er wie ein Berggorilla schweigend an der Bar. Es war furchtbar.«

Mit Stefan war alles ganz anders. »Wir konnten von Anfang an wunderbar miteinander reden«, sagt sie. »Er ist schlagfertig, witzig und kann wie Hape Kerkeling perfekt Kollegen imitieren.« Wie oft bat Corinna ihn damals: »Bitte, mach doch noch mal den Heini aus der Werbeabteilung nach!« Dann kam das denkwürdige Weinfest. Es war an einem lauen Sommerabend im August. Erst redeten sie über Sylt: Er mag lange Strandspaziergänge bei Wind und Wetter, um sich hinterher am Kaminfeuer wieder aufzuwärmen. Corinna wollte schon immer mal nach Sylt, aber ihr Mann hatte nie Zeit und keine Lust auf Wochenendtrips. »Da treffe ich nur die Leute, die ich in Hamburg nicht sehen will«, hatte er stets mürrisch bemerkt.

Auf dem Weinfest probierten sich die beiden durch sämtliche Hanglagen. Ohne schulmeisterlich zu wirken, erklärte Stefan seiner Corinna, warum Sémillion-Weine aus Chile voluminös und kräftig sind und das Bukett eines guten Rieslings ganz zart an Rosenblüten und frisches Gras erinnert. Es war ein Fest der Sinne. Sie konnte im Wein zum ersten Mal »nassen Hund« schmecken und erfreute sich an seinen Erklärungen. Dann holte Stefan Häppchen mit Hummer und Meeresfrüchten. »Viel zu teuer«, hätte ihr Gatte gesagt. Während Corinna über den Geiz ihres Mannes nachdachte, hörte sie, wie Stefan charmant mit einer alten Dame plauderte und liebevoll ihren Hund streichelte. Dann erzählte er ihr von Bruno, dem Labrador. »Er war mein treuer Begleiter, bis ich zwölf war.« Verschämt wischte er sich eine Träne aus dem Augenwinkel und verschwand. Als Stefan dann wieder vor Corinna stand, hatte er zwei Champagnerflöten in der Hand und verkündete feierlich: »Jetzt trinken wir einen Champagner und sagen DU. Ich heiße Stefan ...«

»Da war es um mich geschehen«, erinnert sich Corinna und blickt verträumt in die Vergangenheit. »Stefan ist ein Genießer: Er mag gutes Essen und guten Wein, legt Wert auf sein Outfit und kann gut zuhören. Und er schenkte mir Vertrauen und gab seine Gefühle preis.« Doch das Wichtigste für Corinna war, dass sie nach langer Zeit zum ersten Mal wieder das Gefühl hatte, als Frau wahrgenommen zu werden. »Ohne dass wir miteinander geschlafen haben.«

Von diesem Abend an trafen sie sich regelmäßig. Sie machten heimliche Ausflüge in seinem Cabrio, als das Korn goldgelb auf den Feldern stand, und im Spätherbst fuhren sie nach Sylt. Es waren wildromantische Tage mit tiefstehender Sonne, viel Wind und Abenden am Kamin. Ihrem Mann hatte Corinna erzählt, sie mache mit ihrer Freundin Betty einen Yogakurs im Schwarzwald.

Als sie von der Insel kamen, waren die beiden ein Paar. »Es tat unglaublich gut, wieder körperlich wahrgenommen zu werden«, schwärmt Corinna. »Ich war ja wie verhungert nach all der Zeit. Und wie eine Hungernde habe ich mich ihm hingegeben.« Es tat nicht nur ihrem Körper gut, wieder berührt und gestreichelt zu werden. »Meine Seele atmete auf – ich fühlte mich auf einmal wieder attraktiv, angenommen und geliebt.«

Die Wochen nach dem Sylt-Ausflug waren dramatisch. Jede Trennung nach Dienstschluss schmerzte. »Schläft dein Mann noch mit dir?«, fragte Stefan eines Tages vorsichtig. Corinna lachte bitter und schüttelte den Kopf. Sie litt körperlich, wenn sie nach Hause zu ihrem Mann zurückkam. »Ich sprühte alle meine Pullover mit Stefans Eau de Toilette ein, damit ich ihn immer riechen konnte. Sein Duft hat uns wie eine Nabelschnur verbunden.« Corinna sehnte sich in seine Arme, wenn sie nachts neben ihrem schnarchenden Mann im Bett lag und nicht einschlafen konnte. Sie hat immer wieder das Gespräch gesucht und um eine Erklärung gebeten, doch vergebens. »Anfangs wollte ich unsere Ehe noch retten, aber schon bald war auch dieses Pflichtgefühl erloschen: Ich trug nur noch Bitterkeit und Schuldgefühle wegen des Betrugs im Herzen.«

Stefan hat sie nie gedrängt, aber beide wussten, dass jetzt bald eine Entscheidung anstand. »Wie oft haben wir nach der Arbeit noch in der Tiefgarage der Firma im Auto gesessen und geredet, bevor ich nach Hause fuhr. Wir konnten uns einfach nicht trennen.« Längst hatten die Kollegen angefangen zu tuscheln. »Du hast doch was mit dem?« Daheim saß ihr Mann auf dem Sofa und schwieg. »Ich wollte meine Ehe nicht leichtfertig aufs Spiel setzen«, betont Corinna. Wochen gingen ins Land. Immer wieder bat sie ihren Mann, mit ihr zu reden. Sie wollte eine Erklärung für sein Verhalten. »Doch irgendwann gab ich auf.«

In der Vorweihnachtszeit schenkte Stefan ihr »ein süßes Stückchen Sylt«: Die Marzipan-Insel war gleichzeitig eine Einladung auf den Weihnachtsmarkt in Lübeck. An der Insel hing ein Nikolaus, der eine Karte aus seinem Jutesack zieht. Darauf stand: »Lass uns das Christkind suchen gehen!« Am Glühweinstand sagte Stefan dann: »Es ist mir ernst – bitte, entscheide dich für mich.« Und Corinna konnte sich einfach nicht mehr vorstellen, mit ihrem schweigenden Ehemann auch dieses Jahr wieder unterm Weihnachtsbaum zu sitzen und so zu tun, als sei die Welt in Ordnung.

Am Anfang ihrer Beziehung war das Versteckspiel mit all den Heimlichkeiten noch spannend gewesen. Doch aus dem anfänglichen Reiz des Verbotenen war mittlerweile ein handfester Betrug geworden. Und das fanden beide nicht mehr komisch. Außerdem war es nur noch eine Frage der Zeit, wann Nachbarn oder Kollegen dem Ehemann von Corinnas Verhältnis erzählen würden. »Du, deine Frau setzt dir Hörner auf!« Nein, darauf wollten es beide nicht ankommen lassen. »Heute Abend rede ich mit meinem Mann«, versprach Corinna und bat: »Bei unserer Liebe, Stefan: Versprich mir, dass wir nie aufhören zu reden. Und bitte schlaf mit mir ...«

Als sie die Haustür aufgeschlossen hatte, kam ihr Mann auf sie zu und fragte: »Hast du einen anderen?« Sie antwortete knapp: »Ja. Es tut mir leid!« Noch vor Weihnachten war Corinna aus der gemeinsamen Wohnung ausgezogen. Heute ist sie mit Stefan schon vier Jahre verheiratet und hat ein kleines Mädchen.

Die Liebe der Kugelmenschen

Platon, der griechische Philosoph, hatte eine sehr plastische Vorstellung vom Ursprung der Liebe, die nur Verliebte nachempfinden können: Ursprünglich seien Mann und Frau als Kugel ineinander verwachsen gewesen. Diese Kugelmenschen mit vier Armen und vier Beinen entwickelten eine ungeheure Kraft, die selbst Göttervater Zeus ängstigte. Und was tat das Ungeheuer vom Olymp? Es trennte die Kugelwesen gewaltsam. Von der Sehnsucht nach Wiedervereinigung getrieben, suchen nun all die Halbmenschen nach ihrer »besseren Hälfte«. Und wenn sie fündig werden, schlingen sie ihre Arme und Beine umeinander und schmiegen sich aneinander – wie es nur Verliebte tun.

So haben sich die griechischen Philosophen in der Antike die unheimliche Kraft der Liebe erklärt. Neurologen und Anthropologen, Ethnologen und Therapeuten, Psychologen und Psychiater haben in der Neuzeit die Liebe unter die Lupe genommen und bei genauerem Hinsehen vor allem eines entdeckt: Hormone! Die Ausschüttung unterschiedlicher Hormone ist ganz wesentlich für die verrückten Gefühle verantwortlich, denen Verliebte ausgeliefert sind.

Die berühmte New Yorker Anthropologin Helen Fisher wollte genau wissen, was im Gehirn von Frischverliebten vorgeht, und hat sie einfach in den Kernspintomographen geschoben. Anhand der Farbverteilung in den unterschiedlichen Gehirnregionen stellte sie später verblüfft fest, dass Verliebte geradezu zwanghaft besessen sind. Also ein bisschen irre (die beste Freundin hat es ja schon immer gewusst). Denn beim Scannen des Gehirns leuchten bei Verliebten genau die Regionen im Kopf auf, die auch bei Zwangserkrankungen sichtbar werden. Später wurden die Ergebnisse bei Untersuchungen mit hochmodernen Geräten der funktionellen Magnetresonanztomographie bestätigt: Die aktiven Hirnregionen sowohl von Verliebten als auch von Patienten mit Zwangsvorstellungen waren sonnengelb und tieforange.

Kein Wunder also, dass die Gedanken Verliebter zwanghaft um das Objekt ihrer Begierde kreisen. Dass uns dieses Zauberwesen nicht aus dem Kopf geht, liegt vor allem am Serotonin: genauer gesagt am Mangel ebendieses Botenstoffes. Verliebte haben wie Menschen mit einer Zwangserkrankung viel zu wenig Serotonin im Blut. Und es wird noch schlimmer: Der Serotoninspiegel sinkt bedrohlich immer weiter ins Bodenlose, je mehr Dopamin ausgeschüttet wird. Und – man ahnt es schon – genau das geschieht, wenn wir verliebt sind. Das Stresshormon Noradrenalin verstärkt den Effekt des Dopamins noch zusätzlich. Es ist ein Teufelskreis. Verliebte sind den Hormonen völlig ausgeliefert: Sie sind euphorisch, strotzen nur so vor Energie und haben – Dopamin sei Dank – keinen Hunger. Alle Hormone in Kombination wirken wie ein Drogencocktail: Verliebte sind also im Dauerrausch und ständig »high«. Man wird sogar ein bisschen abhängig von dem Gefühl. Es ist so intensiv, dass sich selbst Oma und Opa noch an den ersten Kuss unterm Maibaum erinnern.

Alles nur ein Chemiegewitter im Kopf? Das klingt zwar wenig romantisch, macht aber Sinn. Wenn wir auf eine kleine Zeitreise gehen und wieder in die Höhle der Urmenschen kriechen, verstehen wir die Gefühle ein bisschen besser. Es waren rauhe Zeiten: Man(n) hatte Keulen, schlug sich damit gern auf den Kopf, und Fremde waren nicht willkommen. Doch all die Vorsicht ist extrem hinderlich, wenn man sich fortpflanzen will. Mann und Frau müssen sich zwangsläufig näherkommen. Tja, und schon spielen die Hormone verrückt: Es gilt, die Angst vor Neuem und vor Verletzungen zu besiegen. Was für eine Aufregung! Da können auch die Hormone nicht ruhig bleiben. Und damit der Höhlenmensch nicht noch nach anderen Mädels schaut, hat Mutter Natur dafür gesorgt, dass sein Testosteronspiegel sinkt, wenn er verliebt ist. Bei Frauen steigt er übrigens: Das soll ihnen Lust machen, ein Baby zu bekommen. Tja, und genau dann sind auch alle anderen Kerle plötzlich am Start. Sie »riechen« die Empfängnisbereitschaft förmlich. Übrigens: Pheromone sind wirklich mit im Spiel, wenn zwei Menschen sich verlieben. Sie können sich im wahrsten Wortsinn »gut riechen«. Auch zu dem Thema hat die Wissenschaft hinreichend geforscht und erstaunliche Erkenntnisse gewonnen.

Der Höhlenmensch in uns allen hat sogar die Schönheitsideale geprägt: Gebärfähige Frauen stehen auf Männer mit kantigen Gesichtszügen, denn die haben einen besonders hohen Testosteronspiegel. Der wiederum spricht für ein perfekt funktionierendes Immunsystem. Mit anderen Worten: Der Kerl ist gesund und hält gute Gene für den Nachwuchs bereit.

Fortpflanzungsfähige Männer hingegen mögen Frauen mit einer weiblichen Figur, glatter Haut und großen Augen. Das entspricht dem sogenannten Kindchenschema. Studien belegen außerdem, dass das Verhältnis von Taillen- zu Hüftumfang bei der Anziehungskraft wichtig ist. Das alles spricht (man ahnt es schon) für einen hohen Östrogenspiegel bei Frauen. Außerdem betont Mutter Natur die Proportionen des weiblichen Körpers und der Gesichtszüge noch einmal besonders eindeutig, wenn die Frau empfängnisbereit ist. Symmetrische Körper und Gesichtsformen sind wiederum mit einer robusten Gesundheit verbunden. Übrigens: Während des Eisprungs können Männer alle Frauen gut riechen. Forscher haben festgestellt, dass Stripperinnen in den USA immer dann besonders viel Geld zugesteckt bekamen, wenn sie ihren Eisprung hatten. Wo Forscher so überall ihre Nase reinstecken!

Das alles läuft natürlich unbewusst ab. Und trotz all der Aufregungen und Unsicherheiten sind Verliebte oft im Gleichklang. »Das geht mir ganz genauso!« ist ein häufiger Ausruf. Oder: »Das habe ich auch gerade gedacht.« Für Paartherapeuten stimmt das Sprichwort: »Gleich und Gleich gesellt sich gern.« Beziehungen halten länger, wenn die Interessen der Partner übereinstimmen und beide feststellen: »Ja, wir gehören zusammen.« Ähnlichkeit reduziert Reibungsverluste, doch die Grenze zwischen sich ganz nah sein und dem anderen zu nahe treten ist eine feine Linie. Damit Spannung und Respekt voreinander sich nicht in die Quere kommen, muss man bei aller Ähnlichkeit immer auch für Abwechslung sorgen und das Feuer hin und wieder neu entfachen. Denn sonst wird das traute Miteinander auf Dauer öde und die Nähe unangenehm.

Das Brückenexperiment

Der amerikanische Sozialpsychologe Arthur Aron wurde in den siebziger Jahren des vorigen Jahrhunderts mit seinem »Brückenexperiment« berühmt. Er hat die Gehirnaktivität Liebender gemessen und festgestellt, dass sexuelle Anziehung und Spannung Zwillinge sind. Um den Beweis anzutreten, schickte der Professor seine männlichen Studenten als Versuchskaninchen auf eine Wackelbrücke und ließ sie einen tiefen Canyon überqueren. Auf der Brücke begegnete ihnen die wissenschaftliche Assistentin des Professors, eine nett anzusehende Person. Die Männer standen in schwindelnder Höhe auf dieser wackeligen, instabilen Brücke und mussten einen Fragebogen ausfüllen, den die Assistentin ihnen überreichte. Am Ende des Experiments gab sie den Männern ihre Telefonnummer mit dem Zusatz: »Falls Sie noch Fragen haben ...« Die Hälfte der Männer hat tatsächlich angerufen und kräftig mit ihr geflirtet. Sie hatten sich in luftiger Höhe verliebt. Im Kontrollversuch – auf einer stabilen, völlig unspektakulären Brücke – riefen nur zwei von sechzehn Versuchsteilnehmern hinterher an.

Unser dummes, mit Adrenalin überflutetes Gehirn bringt die Aufregung nicht nur mit der Gefahr (auf der Brücke), sondern auch mit der Person (also der Assistentin) in Verbindung. Was heißt das für Verliebte? Achtung, bei einer Wildwasserfahrt oder auf der Achterbahn funkt es eher als bei einer Radtour an der Elbe? So einfach ist es sicher nicht, und außerdem gibt es keine pauschalen Antworten. Doch ein bisschen Spannung in der Beziehung kann nicht schaden. Fest steht: Abenteuer wirken wie Aphrodisiaka! Und von Verliebten können »ältere« Paare nur lernen. Sie sind Meister der Romantik und haben einen ungeheuren Erfindungsgeist, wenn es um die Erfüllung der Gefühle geht.

Nur Mut – der Liebe wegen!

Warum nicht einmal etwas Außergewöhnliches, Spannendes und vielleicht sogar Verbotenes oder Gefährliches unternehmen (natürlich ohne Leib und Leben in Gefahr zu bringen)? Liebe darf nicht langweilig werden. Dann klappt es auch nach Jahren noch mit dem Sex!

Nach dem Motto: Tu aufregende Dinge, und das Kribbeln kehrt in deinen Bauch zurück. Man kann dem Kribbeln mit spannenden Momenten und aufregenden Inszenierungen etwas nachhelfen. In diesem Buch wurden bewusst nur Erlebnisse ausgewählt, die man als Paar allein unternehmen kann: Swingerclubs und Partnertausch sind für Verliebte nicht zu empfehlen und überhaupt für die Liebe zueinander nicht unbedingt geeignet. Ganz ohne moralischen Zeigefinger sei gesagt: Wer die Phantasie für zwei nicht aufbringen kann, geht in der Regel auch in der Gruppe leer aus. Verklemmte Spielchen in Swingerclubs werden vom Partner oft nur aus Gefälligkeit oder Verzweiflung mitgemacht. Statt Spannung gibt es hinterher Enttäuschung oder Streit, und am Ende des Abenteuers drohen Eifersuchtsszenen. Wen macht das schon an?

In unserer mit Pornos und Sexfilmchen überfluteten Welt verlernen wir leicht das spielerische Miteinander: Wer ein einigermaßen »normales« Sexualverhalten hat, gilt heute manchmal schon als Außenseiter. Auch wenn es keinen Spaß macht – es gibt fast einen Zwang zur abartigen Besonderheit, die oft Schmerzen (physischer und psychischer Art) verursacht und nur selten Befriedigung bringt. Für wen die folgenden Vorschläge lediglich »Blümchensex« bedeuten, der hat für dieses Buch vielleicht ein paar Euro umsonst ausgegeben. Wer sich angeregt fühlt, ist zur Nachahmung aufgefordert.

Denn die Ehe muss nicht zwangsläufig zum schleichenden Tod der sexuellen Beziehung führen. Sie kann eine lange, glückliche Zeit sein, die man gemeinsam befriedigend verbringt. Und wenn der Spieltrieb ein wenig nachlässt, gilt es, ihn neu zu entdecken, indem man sich auf den anderen einlässt. Hier ein paar Tipps, die für Aufregung sorgen und kein Herzeleid verursachen. Ready to go?

Lieben Sie blind

Es ist natürlich eine Vertrauensfrage, sich dem Partner blind auszuliefern und sich von ihm führen und gleichzeitig verführen zu lassen. Mit verbundenen Augen ist man allein auf das Gehör, die Nase und den Tastsinn angewiesen. Die Ausschaltung optischer Reize schärft die Sinne für alle anderen Empfindungen. Die Spannung steigt mit der Unsicherheit und Hilflosigkeit, in der sich der »Blinde« befindet. Dieser Reiz lässt sich steigern, wenn dem »Blinden« untersagt ist, selbst aktiv zu werden. Er/Sie ist also völlig »ausgeliefert« – und darf sich einfach gehenlassen und hingeben. Der eine ist also quasi zum Genießen gezwungen (und steht damit nicht unter dem Druck, etwas zurückzugeben und selbst tätig zu werden), und der andere hat »Macht« über das Objekt seiner Begierde. Vielleicht lässt man den »Blinden« einfach ein bisschen zappeln, um die Spannung zu steigern?

Man kann schon auf der Heimfahrt im Auto mit dem Spiel beginnen und dem (nicht am Steuer sitzenden) Partner die Augen verbinden. Die Spannung steigt, und die Sinne schärfen sich, bevor man die Wohnung (den Park oder sonst einen Ort) erreicht hat. Der Körper des »Blinden« darf mit allerlei Sexspielzeug verwöhnt werden. Dabei kann man sich den Abstecher zum Sexshop sparen, denn in jedem Haushalt sind allerlei Dinge vorhanden, die Lust machen können. Wer je eine Gabel sanft den Rücken des Partners herunterfahren ließ oder mit einer Feder die erogenen Zonen gestreichelt hat, weiß, wie viel Lust das bereitet. In jedem Haushalt gibt es Eiswürfel, Seidentücher, Öle und Essenzen sowie Haarbürsten und Kämme, die für wunderbare Sinneserlebnisse sorgen können.

Immer der Nase nach

Für dufte Erlebnisse ist unsere Nase gut. Pheromone spielen bei Lust und Liebe meist unbewusst eine wichtige Rolle.

Das Spiel mit Düften vernachlässigen wir bei sexuellen Reizen viel zu häufig. Wie riecht der andere eigentlich? Schnuppern Sie doch mal unter seinen Armen und in seinem Genitalbereich. Gerüche törnen an und machen scharf! Von ungewaschenen Körperteilen und müffelnden T-Shirts ist hier allerdings nicht die Rede. Duftöle und Aromen können die Anziehungskraft steigern. Auch der Raumduft ist beim Sex nicht unwesentlich: Orangenöle und Patschuli steigern die Lust.

Schön ruhig bleiben

Bei aller Geilheit: Halten Sie doch einfach mal den Mund! Stöhnen und Schreien sind ab jetzt verboten. Vielleicht, weil Sie unentdeckt bleiben müssen? Die Gründe für das Stöhnverbot sind der Phantasie des Einzelnen überlassen und variabel. Durch solche Schweige-Exerzitien kommt wieder Spannung ins Spiel! Denn wenn man sich etwas versagt, was eigentlich zum Sex dazugehört, erhöht sich der Reiz.

Angst vor Gespenstern

Es ist die Spannung, die eingefahrenen Beziehungen oft fehlt. Zur Wiederbelebung eignen sich skurrile Inszenierungen, mit denen Sie aus dem Alltag ausbrechen. Machen Sie nachts einen Spaziergang auf dem Friedhof. Wenn er in der Nacht geschlossen ist, umso besser: Klettern Sie mit Ihrem Partner über den Zaun. Sie finden das gruselig? Genau darum geht es! Man kann sich genüsslich vor plötzlichen Geräuschen erschrecken und Schatten für Gespenster halten. Klammern Sie sich aneinander, beschützen Sie sich gegenseitig. Vielleicht spüren Sie ja plötzlich Leben in seiner Hose und finden eine Bank, auf der sie dem Friedhof etwas Schönes abgewinnen können.

Im Zelt und kein Geld

Ziehen Sie einfach mal los und spielen Rüdiger Nehberg. Das war der Hamburger Konditor und Abenteurer, der mit einem Floß allein den Atlantik überquerte, um die Indianer in Brasilien zu beglücken. Doch keine Angst: Es geht nur um ein Wochenende im Wald! Nehmen Sie ein Zelt mit, aber kein Geld. Entscheiden Sie sich für ein bestimmtes Wochenende und halten Sie sich an Ihren Plan, egal, wie das Wetter ist. Sie sind vollkommen aufeinander angewiesen und müssen gemeinsam »überleben«: Feuer machen, Trinkwasser aus dem Fluss holen und abkochen, Würstchen über offener Flamme grillen und im Busch Pipi machen. Das alles erhöht die Spannung, und plötzlich ist das Zelt ein Himmelbett.

Keiner da

Sie sind von der Welt abgeschnitten und schleichen gemeinsam wie Diebe durch die eigene Wohnung. Vorher haben Sie Nachbarn und Freunden erzählt, Sie seien verreist. Niemand darf Sie hören oder sehen. Vielleicht müssen Sie sich verstecken, weil Sie etwas Verbotenes getan haben oder tun? Vielleicht halten Sie auch den Partner gefangen? Wenn man gefesselt ist, schmecken Hummerhäppchen und Champagner besonders pikant. Das Spiel bedeutet eine spannende Auszeit, wenn man sich nur aufeinander konzentrieren will.

Auto-Verkehr

Stellen Sie sich vor, Sie haben keine Wohnung und kein Geld für ein Hotelzimmer. Warum machen Sie es nicht wieder einmal im Auto? Sie fahren nur einen Kleinwagen? Umso besser: Dann wird es so richtig kuschelig! Die Spannung fängt bei der Suche nach einem geeigneten Parkplatz an. Man will schließlich unentdeckt bleiben – oder? Es ist nur am Anfang unbequem. Die Platzfrage ist schnell gelöst: Man kann ja schließlich aufeinander sitzen.

Schlafen im Hotel

Sie haben kein Geld zu verreisen? Warum fahren Sie nicht einfach in die nächste Stadt und schlafen eine Nacht im Hotel? Es ist ganz gleich, ob die nächste Stadt Recklinghausen oder Bad Bramstedt, Fulda oder Straubing heißt: Hier kennt Sie niemand, und Sie sind wieder das romantische Liebespaar, das ein Bettchen sucht und unerkannt bleiben will. Buchen Sie an der Rezeption ruhig ein kleines Ausflugsprogramm und machen Sie die Führung durch die Stadt mit. Es wird bestimmt amüsant. An der Rezeption sagen Sie, dass Sie nicht gestört werden wollen, und bestellen Champagner aufs Zimmer. Dann lassen Sie ein Bad ein und gehen gemeinsam in der Wanne auf Tuchfühlung.

1001 Idee

Wenn Sie das alles langweilig finden, kein Problem: Ihrer eigenen Phantasie sind keine Grenzen gesetzt. Voraussetzung ist, dass auch der Partner Spaß daran hat. Manchmal reicht es schon, einfach ein Cabrio zu mieten und aufs Land zu fahren, einen Schleuderkurs beim ADAC zu buchen oder gemeinsam einen Kochkurs zu belegen. Alles, was aus der Alltagsroutine hinausführt und Abwechslung bringt, ist recht. Die einen wollen lieber gemeinsam abtauchen und fremde Riffe entdecken, die anderen springen aus dem Flugzeug oder baumeln nacheinander am Bungee-Seil. Nur keine Angst vor dem Spieltrieb: Wer wagt, gewinnt! Es gibt allerdings Regeln, die unbedingt eingehalten werden müssen. Niemandem darf physischer oder psychischer Schmerz zugefügt werden, und beide müssen Spaß haben. Dann ist alles erlaubt …

Du nervst!

Bei aller Experimentierfreudigkeit: Niemand will sich von seinem Partner zum Clown machen lassen. Die Engländer haben einen phantastischen Ausdruck für verpatzte Gelegenheiten: Wrong time, wrong place! Manchmal ist es eben die falsche Zeit und der falsche Ort für Inszenierungen. Wenn der Partner von der Arbeit kommt und genervt ist, reagiert er vermutlich befremdet, wenn seine Frau als Nutte verkleidet auf dem Bett liegt und ihre Beine mit den Strapsen breit macht. Wer seine sexuelle Beziehung wieder beleben will, braucht bei aller Phantasie auch Feingefühl und sollte auf den richtigen Zeitpunkt achten. Sexualtherapeuten schlagen manchmal Tricks vor, auf die auch nicht jeder automatisch anspricht. Zum Beispiel: Sex nach Zeitplan, etwa an bestimmten Tagen von 22 Uhr bis 22.30 Uhr. Es mag Paare geben, die das anmacht. Bei ihnen funktioniert der »Zwang« durch die Vorgabe ganz hervorragend. Doch andere Partner sind nur genervt von der Regel und reagieren unwillig. Auch der oft empfohlene Striptease vor dem

Partner kann peinlich werden. Es ist eben alles von der Situation abhängig und nicht jedermanns(-fraus) Sache.

Generell gilt: Es gibt viele Gründe für sexuelle Abstinenz in einer Beziehung. Dabei darf auch eine Erektionsstörung nicht völlig ausgeklammert werden. Frauen nehmen eine solche oft persönlich, fühlen sich dafür verantwortlich und suchen den Grund bei sich. Das Missverständnis funktioniert nach folgendem Prinzip. Er denkt: »Ich kann nicht«, sie denkt: »Er will nicht«, und hält sein sexuelles Problem für einen Mangel an Liebe zu ihr. Frauen fühlen sich durch sexuelle Abstinenz leicht gekränkt, zurückgewiesen und abgewertet, wenn nicht eindeutig geklärt ist, warum ER nicht mit ihr schläft. Eine Erektionsstörung widerlegt für die meisten Frauen auch das ehrliche Bekenntnis: »Ich liebe dich!« Alles wird fehlgedeutet als: »Du reizt mich nicht.« Das heißt für eine Beziehung auch: Alles, was vorher als Gemeinsamkeit definiert worden ist, ist plötzlich nicht mehr selbstverständlich. Es gehört auf einmal ungeheuer viel Mut zum Sex, denn das Risiko und die Angst, abgewiesen zu werden, sind groß.

In dieser Phase beginnt oft ein übler Eiertanz: Nur wenn DU den ersten Schritt machst, komme ICH auch auf dich zu. Und wenn du dich mir verweigerst und nicht mit mir schläfst, dann lasse ich dich beim nächsten Mal auch hängen. Der Konflikt wird hin- und hergeschoben. Es ist wie im Kindergarten: Du hast angefangen – und ich bin jetzt beleidigt. Dieser Teufelskreis muss aktiv unterbrochen werden. Am besten geht das übrigens mit Humor. Der Königsweg ist, über sich selbst zu lachen! Man darf sich auf keinen Fall über den anderen lustig machen oder ihn verletzen.

Wer in einer sexuellen Sackgasse jedoch Gnadensex gewährt und dem Partner Almosenbefriedigung verschafft, steuert geradewegs in die sexuelle Auszeit. Es ist auch erniedrigend, wenn der andere etwas über sich ergehen lässt, um den Partner zu strafen. Strafen für ein Fehlverhalten im Alltag haben im Bett generell nichts verloren.

Hormone: Benzin fürs Gefühl

Adrenalin: Das Stresshormon wird immer dann ausgeschüttet, wenn wir uns in Gefahr befinden, vor einem Feind fliehen müssen, unser Leben bedroht ist – oder wenn wir verliebt sind. Es erhöht den Blutdruck und versetzt den Körper in Alarmbereitschaft: Jetzt sind die Energiereserven mobilisiert. Schon eine E-Mail oder SMS auf dem Handy kann bei Verliebten zur Ausschüttung des Botenstoffes führen.

Cortisol: Zu viel Stress führt zur Ausschüttung von Cortisol. Es soll beruhigen und dem Dauerstress verliebter Körper entgegenwirken. Wenn es uns ganz besonders schlimm erwischt hat, ist der Cortisolspiegel erhöht und lässt sich im Blut nachweisen.

Dopamin: Wer gereizt ist, erregt und aufgebracht, schüttet vermehrt Dopamin aus. Deshalb erinnern Verliebte immer ein wenig an aufgescheuchte Hühner.

Endorphine: Sie sollen eigentlich Schmerzen stillen, doch Endorphine wirken auch herrlich berauschend.

Noradrenalin: Das Herz klopft im Hals? Dafür ist der Botenstoff Noradrenalin verantwortlich. Er erhöht den Blutdruck, weil er die Gefäße verengt.

Oxytozin: Es wird auch als Kuschelhormon bezeichnet, denn es löst ein Gefühl der Geborgenheit aus. Es wirkt bei beiden Geschlechtern, doch bei Frauen reguliert Oxytozin die Wehen und stimuliert die Milchdrüsen. Es ist quasi ein Mama-Botenstoff.

Serotonin: Als sogenanntes Glückshormon hat Serotonin Karriere in den Frauenzeitschriften gemacht. Das wohl bekannteste Hormon reguliert den Schlaf und wirkt sich ganz erheblich auf den Gemütszustand aus. Bei einem Mangel kann es zu Depressionen und Angstzuständen kommen.

Testosteron: Auch Frauen bilden Testosteron, allerdings nur in geringer Dosis. Männer in fortpflanzungsfähigem Alter strotzen hingegen nur so vor Testosteron. Es ist das Macho-Hormon und gilt als körpereigenes Aphrodisiakum.

Vasopressin: Es ist mit dafür verantwortlich, dass wir Bindungen eingehen und Zuneigung empfinden. Das Neurohormon steuert den Blutdruck und ist mit dem Kuschelhormon Oxytozin eng verwandt.

Er hat sie mit Diamanten überhäuft und blutig geschlagen, sie hat ihn betrogen und in aller Öffentlichkeit erniedrigt, aber ihre Liebe ist bis heute Legende: Elisabeth Taylor und Richard Burton sind mit ihren Eskapaden in die Film- und Liebesgeschichte eingegangen. Sie hießen Elvis und Priscilla, John F. und Jacqueline, Aristoteles und Maria, Paul und Linda, John und Yoko oder Charles und Lady Di: Sie alle gehören in unserer Erinnerung zusammen wie Romeo und Julia. Die Klassiker unter den Verliebten erleiden einen tragischen Ausgang ihrer Geschichte. Nur so bleibt ihre Liebe für die Nachwelt ewig lebendig. Die fiktiven Geschichten sind mindestens so spannend wie die echten. Die Literatur hat anregende Werke zu bieten, die nur Verliebte wirklich verstehen können.

★ *Antonius und Kleopatra*
Wahrheit und Legende vermischen sich, wenn es um das Leben und Sterben der ägyptischen Herrscherin und des römischen Feldherrn Antonius geht. Historisch nachgewiesen ist ihre Liebe. Er beging Selbstmord, als er die Falschmeldung von ihrem Tod erhielt, und kurz darauf setzte Kleopatra ihrem Leben ein Ende, der Legende nach durch den absichtlich herbeigeführten Biss einer Kobra.

★ *Hero und Leander*
Ihre Liebesgeschichte stammt aus der griechischen Mythologie. Hero war eine Priesterin der Göttin Aphrodite und von ihrem Geliebten durch eine Meerenge getrennt. Damit er bei Nacht zu ihr schwimmen konnte, stellte Hero für ihn eine Lampe auf. Doch ein Windstoß brachte die Lampe

zum Erlöschen, der Geliebte verirrte sich und ertrank. Als sie Leanders Leichnam am nächsten Tag entdeckte, stürzte sich Hero von einer Klippe in den Tod.

⋆ *Orpheus und Eurydike*
Die Nymphe Eurydike, Geliebte des Sängers Orpheus, starb auf der Flucht vor einem Vergewaltiger durch einen Schlangenbiss. Indem er die Wächter der Unterwelt mit seinem Gesang betörte, konnte Orpheus Eurydike dort finden und hätte mit ihr in die Welt der Lebenden zurückkehren können – unter der Bedingung, dass er sich auf dem Weg nach oben nicht zu ihr umdreht. Als er das doch tut, aus Angst, sie zu verlieren, entschwindet sie für immer.

⋆ *Philemon und Baucis*
Göttervater Zeus und sein Sohn Hermes höchstpersönlich werden von den beiden armen Alten aufgenommen und bewirtet. Als sie die Götter erkennen, entschuldigen sie sich für das karge Mahl. Als Dank verwandelt Zeus das Paar am Ende ihres Lebens in zwei Bäume, damit sie für immer vereint sind.

⋆ *Venus und Adonis*
Adonis sieht so gut aus, dass ihm selbst die Göttin der Liebe und Schönheit verfallen ist. Doch der Schönling verliert sein Leben bei der Jagd durch einen Eber – oder ist es der eifersüchtige Gott Mars, der sich in ein Wildschwein verwandelt hat? Venus ist untröstlich. Aus seinem Blut lässt sie eine Anemone sprießen – das Adonisröschen.

⋆ *Tristan und Isolde*
Ihre dramatische Geschichte spielt im düsteren Mittelalter.

Tristan ist ein edler Ritter, der die schöne Königstochter Isolde zu ihrem künftigen Ehemann geleiten soll. Auf der Überfahrt nach Britannien trinken beide einen Liebestrank und verfallen einander in unsterblicher Liebe. Damit brechen sie alle Gesetze ihrer Zeit. Am Ende sterben Tristan und Isolde vor Kummer.

⋆ *Romeo und Julia*
Die Tragödie von William Shakespeare, erschienen 1597, ist wohl die berühmteste Liebesgeschichte der Welt. Sie endet in einem Doppelfreitod, denn Romeo und Julia stammen aus zwei untereinander verfeindeten Familien und haben deshalb als Liebespaar keine Zukunft.

2
Verlobt oder *Neue Innigkeit statt Gefühlsgewitter*

Geschafft! Die Beziehung ist etabliert. Man(n) kann jetzt einen Gang zurückschalten. Der Stress hat sich gelegt: All das Werben und Beeindrucken hat ein glückliches Ende gefunden. Sven sagt: »Und das war auch gut so, denn sonst wäre ich vor lauter Paarungsstress noch verrückt geworden.«

Ihre erste Begegnung war filmreif: »Unsere Blicke trafen sich in einem Pulk von Menschen beim Public Viewing auf dem Rathausmarkt in Hamburg während der Fußballweltmeisterschaft«, erinnert sich Hanna. »Ich dachte, mich trifft der Schlag: Diese strahlend blauen Augen, sein durchtrainierter Körper und die freche blonde Locke, die ihm immer wieder ins Gesicht fiel – und dann dieses Lächeln! Frech und ein bisschen herausfordernd hat er mich keck angelacht und dabei mein Herz erobert: Ich war sofort verliebt.« Noch heute gerät Hanna ins Schwärmen, wenn sie an diesen ganz besonderen Sommertag im Juli 2006 zurückdenkt: »Mein Herz schlug schneller und klopfte wie wild in meiner Brust, meine Hände waren ganz feucht, und mein Kopf stand in Flammen!« Sie wollte gerade zu ihrer Freundin sagen: »Guck mal, der sieht aus wie Brad Pitt!«, da fiel das erste Tor für Deutschland.

Sven sagte: »Heiß, verdammt heiß! Das Wetter, die Stimmung – und Hanna.« Er sah ihre festen Brüste unter dem knappen T-Shirt, den freien braungebrannten Bauch und die langen Beine. Außerdem musste er über das winzige, nur taschentuchgroße Deutschlandfähnchen schmunzeln, mit dem sie wie wild wedelte. Er dachte: »Was für eine Frau! Und sie interessiert sich auch noch für Fußball!« Und dann hat er vor lauter Begeisterung für Hanna das 1:0 für Deutschland verpasst. »Schweiniiiii«, schrie Hanna – Bastian Schweinsteiger hatte im Kampf um den dritten Platz das erste Tor gegen Portugal geschossen – und Sven war nicht mehr zu halten. Im Freudentaumel drängelte er sich durch die Menschenmassen, nahm sie auf den Arm und schrie: »Berlin, Berlin – wir fahren nach Berlin!« Als alle um ihn herum verstummten (denn zu diesem Zeitpunkt war der Zug nach Berlin für die deutsche Nationalmannschaft schon abgefahren), sagte er trotzig in die Gesichter der erstaunten Fußballfans: »WIR fahren nach Berlin – diese Frau und ich!« Und Hanna nickte zustimmend. »Ich war wie fremdbestimmt«, sagt sie heute. Doch bereut hat sie es nicht.

Deutschland wurde nicht Weltmeister, aber Hanna und Sven waren schon drei Tage später in Berlin und wurden ein Liebespaar. »In der Stadt soll es eine Gedächtniskirche, ein Kanzleramt und einen Zoo geben«, sagt sie amüsiert. »Ich habe von alldem nichts gesehen, obwohl wir dort waren: Ich hatte nur Augen für Sven!« Sie schwebte in seinen Armen über den Ku'damm. Etwas Romantischeres war beiden noch nie passiert. »Wir standen die ganze Zeit unter Strom. Die Tiefe unserer Gefühle hat uns überwältigt.«

»Wir liebten uns öfter, intensiver und länger, als ich es von vorherigen Beziehungen kannte«, bestätigten beide.

Monate später blieben sie beim Abschied oft unendlich lange vor der Haustür in seinem Auto sitzen. »Die Scheiben waren beschlagen, es war schweinekalt, total ungemütlich und auch ein bisschen albern – aber wir konnten uns einfach nicht trennen.« Hanna lebte damals in einer Wohngemeinschaft. »Mein Ex-Freund wohnte auch da. Ich wollte ihm nicht weh tun: mit einem anderen Mann aufkreuzen und in meinem Zimmer verschwinden.« Sven hat das alles missverstanden und war total eifersüchtig. »Ich habe gedacht, da läuft bestimmt noch was zwischen Hanna und dem Typen – es hat mich verrückt gemacht.« Es gab endlose Diskussionen zwischen beiden, viele Tränen, Beteuerungen und Treueschwüre: Aber gerade dieser Umstand, die Situation der Unsicherheit, hat zur Dramatik und Spannung in ihrer sexuellen Beziehung beigetragen. Vieles blieb in der Zeit unausgesprochen, aus Angst, den anderen zu verlieren: Beide konnten sich nicht sicher sein. Ihre Sexualität hatte etwas Spielerisches, sie war oft heimlich, immer aufregend und ständig wieder neu.

Dann – als sich die Beziehung gefestigt hatte und Hanna zu Sven gezogen war – gab es die herrlichen Sonntage im Bett. Die Welt hatte gefälligst draußen zu bleiben. Ganz gleich, ob die Sonne lachte oder Sturm und Hagel über Hamburg herfielen: »Sven hat sonntagmorgens nur kurz die Zeitung, ein Päckchen Eis und zwei Weizenbier geholt, und dann haben wir ganz gemütlich Formel 1 geguckt, die Lottozahlen verglichen und den Eisbecher zusammen mit dem Bier verputzt.« Es war ein sehr trautes, sehr inniges Miteinander. Spannungen und Ängste waren einem neuen Gefühl der Verschmelzung gewichen. »Damals hatten wir keine Zeit für Freunde – wir waren uns selbst genug. Wir waren eins! Nur die beiden alten Hunde von Hanna durften stören.«

Der Partner ist kein Therapeut

Bei aller Euphorie kamen plötzlich doch wieder Ängste und Zweifel auf. Werde ich auch wirklich wiedergeliebt? Oder gibt es vielleicht doch eine andere? DIE andere! Sven hatte sich gerade erst von seiner Frau Mona getrennt. Die Scheidung war das Gegenteil von einem Rosenkrieg: Das Paar trennte sich in aller Freundschaft, teilte generös die Habseligkeiten und rettete eine tiefe Vertrautheit hinüber in das neue Verhältnis zueinander. Hanna litt unter der Vergangenheit, die Sven mit dieser Frau gelebt hatte. Und sie hasste diese intimen Telefongespräche. Wann immer Mona Ärger im Job hatte, ihre Mutter krank war oder der Hund hustete, rief sie bei Sven an. Sie sagte über ihren Ex: »Er ist mein Lebensmensch.« Für Sven war Mona seine erste große Liebe. Das magische erste Mal hatte er mit dieser Frau geteilt. Sie schmiedeten Zukunftspläne, wollten nach Simbabwe auswandern und dort eine Farm aufbauen. Bis heute haben sie gemeinsame Jugendfreunde, denn sie kennen sich seit der Schulzeit. Wie in einer Geheimsprache kommunizieren sie miteinander: Sie lachen über »ihre Jokes«, äffen Menschen nach, die Hanna nicht kennt, und erinnern sich an längst vergangene Erlebnisse.

»Es ist vorbei!« Wie oft hat Sven das seiner Hanna versichert? Hunderttausend Mal? Doch dann hat sie die vertrauten Telefongespräche belauscht. Er hat gelacht wie ein ausgelassener Schuljunge. Worüber haben sie gesprochen, warum hat er gelacht? Hanna fühlte sich immer isoliert und ausgeschlossen, wenn Sven mit seiner Mona sprach.

Sie litt unter schmerzhaften Eifersuchtsattacken. »Es ist vorbei!«, versicherte er wieder. »Ja! Ich habe sie geliebt – aber jetzt liebe ich DICH. Bitte glaub mir!« Doch Hanna konnte nicht loslassen. »Diese Mona geistert wie ein Gespenst durch meine Phantasie«, gestand sie einer Freundin. »Sie ist so rassig. Mit ihrer weiblichen Figur, den drallen Brüsten und den langen schwarzen Haaren. Sie sieht aus wie Penelope Cruz, und ich bin das totale Gegenteil. Eine flachbrüstige, langweilige Blondine.« Irgendwann schwieg Sven wie ein Mönch, wenn sie nach seiner Zeit mit Mona fragte. »Was soll ich auch sagen, Hanna? Ich hasse deine Verhöre; du glaubst mir ja doch nicht«, sagte er schließlich genervt. Er konnte diese Fragen nicht mehr hören, ihre Zweifel nicht ertragen. Immer wieder derselbe Satz: »Hast du SIE mehr geliebt als mich?« Seine Gegenfrage: »Was glaubst du, warum wir geschieden sind?«, hörte sie schon nicht mehr. Ihre quälenden Zweifel führten sie in die Eifersuchtsspirale, die in der zentralen Frage kulminierte: »War sie besser im Bett als ich?«

Ihr Mangel an Selbstbewusstsein machte Hanna schon früher schwer zu schaffen. Im Vergleich mit »dieser Mona« fühlte sie sich unsexy und fad. Sven kam mit ihren Launen und Ausbrüchen nicht zurecht. Irgendwann sagte er unumwunden zu Hanna: »Ich bin Schlosser und kein Therapeut!« Er fühlte sich von ihren Eifersuchtsanfällen überfordert. »Die problematische Beziehung zu deinen Eltern kann ich nicht auffangen«, sagte er. »Nur weil dein Vater ständig deine Mutter betrogen hat, muss ich nicht auch so ein Schwein sein!« Hinter diesem Kindheitstrauma vermutete er den Grund für ihre krankhafte Eifersucht.

Je enger Paare sich aufeinander einlassen, je mehr Nähe sie zulassen, umso größer ist die Gefahr, den anderen durch zu viel Innigkeit zu erdrücken oder zu überfordern. Sven reagierte auf die unberechtigten Vorwürfe Hannas entweder gekränkt, oder er verstummte. Manchmal kämpfte er mit Sex gegen »diesen Eifersuchtsschwachsinn« an. Dann holte er seine Hanna einfach ins Bett. »Jetzt bist du dran«, rief er spielerisch, drehte sie zu sich herum und presste seine Zunge zwischen ihre Lippen. »Komm«, hauchte er und fingerte an ihrem Reißverschluss. »Ich will nur dich, glaub mir!« Beim Sex gab es Trost für Hanna. Wenn sie sich liebten, konnte sie wieder an seine Gefühle glauben und ihre Eifersucht vergessen. Doch schon bald war ihr klar, dass sie professionelle Hilfe brauchte. In einer Gesprächstherapie ergründete Hanna, warum sie so heftig von Eifersuchtsattacken geplagt wurde. »Das tat unserer Beziehung gut. Ich erkannte, dass nicht Mona das Problem ist, sondern meine Kindheitserlebnisse und die Scheidung meiner Eltern für den Schmerz verantwortlich sind.« Der Satz »Nur wer sich selbst liebt, kann Liebe geben« ist zwar abgedroschen, aber trotzdem richtig. Mangelndes Selbstwertgefühl kann dazu führen, dass wir dem Partner unterstellen, er würde uns nicht achten. Wer sich beispielsweise zu dick fühlt, ist nur schwer davon zu überzeugen, dass der Partner das nicht so sieht und einen sogar sexy findet. Wer sich selbst für unterlegen hält, projiziert dieses Gefühl leicht auf den Partner und unterstellt, dass er so denkt. Und schon geht einem der Vorwurf über die Lippen: »Du nimmst mich nicht ernst!« Psychologische Hilfe von außen war für Hanna und Sven in dieser Phase ihrer Beziehung sehr wichtig.

Verlobte möchten am liebsten miteinander verschmelzen und alles teilen. Doch diese neue Nähe ist ein gefährlicher Balanceakt. Was passiert, wenn erst alles gesagt ist und der Partner sich wie ein offenes Buch mit all seinen Fehlern,

Lastern und Lügen präsentiert? Manchmal verfliegt die Leidenschaft, wenn das Gegenüber alle Seiten des offenen Buches gelesen hat. Gibt es nichts Neues mehr zu entdecken, versinkt die Liebe in eine Art Todesschlaf.

Es mag profan klingen, doch die Songtext-Weisheit des Urururahnen aller Frauenversteher, Johannes Heesters, bringt ganz gut zum Ausdruck, was gemeint ist. »Jede Frau hat ein süßes Geheimnis / von dem niemand, nur sie, etwas weiß …!« Als Paartherapeut taugt der Alte gewiss nicht, doch der Text drückt das ewige Prinzip von Anbetung und Verehrung aus, das durch Nichtwissen und Geheimnis gestützt die Leidenschaft wachhält. Denn: »Tief sind die Herzen der Frauen / wie das ewige, weite Meer / nie wirst den Grund du sehn / nie wirst du sie verstehn …« Toll! So will frau gesehen werden – geheimnisvoll und unergründlich. Das Gleiche gilt natürlich auch für die »süßen Geheimnisse« der Männer. Es ist nicht leicht, dem Mitteilungsbedürfnis zu widerstehen. Doch muss der Partner wirklich alles, alles über Sie wissen? Die Abgründe der eigenen kleinen Seele mögen unbedeutend sein. Doch sie werden erst dann so richtig anschaulich, wenn man dem Partner das ganze Strandgut vor die Füße gepackt hat. Ist das alles erzählenswert? Wenn alles gesagt ist, gibt es oft nichts mehr zu sagen – und die Lust stirbt den Schweigetod. Beziehungen bleiben spannend, wenn der Partner spannend bleibt. Wie sonst könnte man sich in ein völlig unbekanntes Wesen verlieben?

Das alles heißt allerdings nicht, dass man sich einigeln soll, um den anderen aus seinem Alltag auszuschließen. Das wäre der größte Fehler überhaupt und der Anfang des Weges zur schleichenden Entfremdung. Natürlich dürfen Sie jammern und dem Partner Ihr Leid klagen, wenn die

Kollegen Sie mobben oder Ängste Sie quälen, wenn Ihre Mutter wieder mal den Bruder vorzieht und die Freundin zickig war. Der Partner kann Ihr ganz persönlicher Coach sein, ein Korrektiv in schwierigen Situationen und Mit-Entscheidungsträger. Wer kennt Sie besser? Einfühlungsvermögen und emotionales Sicheinbringen in die Situation des anderen ist eine der vielen Voraussetzungen für eine gelungene Beziehung. Freud und Leid zu teilen ist extrem wichtig. Liebe lebt vom Geben. Doch bei aller Offenheit ist es das Gleichgewicht von Eigenständigkeit und Nähe, das austariert werden muss. Es geht nicht darum, sich selbst dem Partner überzustülpen und ihn zu vereinnahmen, ihn wie ein Kannibale mit Haut und Haaren zu verzehren und als Eigentum zu betrachten. Liebe kann nur in Selbständigkeit und Freiheit, in dem ausgewogenen Spiel von Distanz und Nähe wachsen. Und guter Sex ist quasi der Nährboden, auf dem die Liebe gedeiht – wie eine Bestätigung für die Einheit des Paares.

Bei alledem sei noch einmal betont: Der Partner kann kein Therapeut sein! Er ist einerseits immer befangen und andererseits normalerweise nicht geschult, um die Ängste und Neurosen, die Zwänge und Essstörungen des anderen zu therapieren. Eine Form der Hilfe jedoch, die der Partner immer geben kann, ist die Gewissheit, die hinter dem Satz steht: »Ganz gleich, was du für ein Problem hast – ich halte zu dir.«

Wir bleiben zusammen

Hanna hat ihre Eifersuchtsanfälle zwar bis heute nicht ganz unter Kontrolle, aber sie vertraut Sven. Irgendwann war beiden klar: »Wir wollen für immer zusammenbleiben.«

Ihre Vorstellungen von einem Leben zu zweit wurde konkreter: »Sven sprach sogar von Hochzeit und Nachwuchs …« Das Wörtchen Zukunft tauchte immer häufiger im täglichen Sprachgebrauch auf. »Wir haben uns Wohnungen angeschaut und herumgerechnet, unsere Lebensversicherungen für den Todesfall auf den anderen überschrieben und schließlich die Eltern eingeweiht. Selbst die blöden Bemerkungen meines Vaters konnten mich nicht mehr verunsichern«, erinnert sich Hanna. Er hatte Sven zugezwinkert, als der ganz altmodisch um ihre Hand anhielt, und gescherzt: »Man kann den Ring im Falle eines Falles ja auch in der Hosentasche verschwinden lassen …«

Alle Paare haben in der Phase vor der Hochzeit die Hoffnung, dass die magische Zeit ewig dauert. Allmählich kehrte auch bei Sven und Hanna Ruhe in die Beziehung ein. Die beiden machten Pläne. Sie wollten von Hamburg nach Berlin ziehen, eine Eigentumswohnung und ein Auto kaufen. Aber zuerst wollten sie gemeinsam verreisen. »Unser Urlaub in Australien verging wie im Rausch«, sagt Hanna. Mit einem Wohnmobil fuhren sie viertausend Kilometer durch die Outbacks, umrundeten Ayers Rock, fotografierten Kängurus und saßen am Lagerfeuer und grillten Würstchen. »Es war unsere glücklichste Zeit«, schwärmt Sven. »Ich fühlte mich so frei, das Land ist so groß und weit; überall berühren die Wolken den Horizont.« Ihr Wohnmobil wurde zum Himmelbett. Sie fühlten sich als perfekte Einheit, ihre Körper und Seelen verschmolzen. »Ich wandelte wie auf Wolken«, sagt Hanna. »Doch das Beben und Sehnen, das Sichverzehren und Leiden hat schon in Australien etwas nachgelassen.« Sie waren sich ihrer Sache sicher. Und Sicherheit kann der Gegenspieler der Leidenschaft sein.

Trotzdem hatten sie im ersten Verlobungsjahr guten, erfüllenden Sex. »Wir haben viel ausprobiert und schnell gelernt, was der andere mag und was nicht«, sagt Hanna.

Man musste nicht mehr heimlich auf der Parkbank kuscheln. Im Bett ist es zwar bequemer, aber gleichzeitig geht ein bisschen Abenteuer verloren. Und das ist schade. Allmählich lässt das aufregende Kribbeln im Bauch nach. »Dabei war ich ganz verrückt danach, von Sven begehrt zu werden«, sagt Hanna, die in Gedanken immer wieder zur Fußballweltmeisterschaft und ihrem Rausch auf dem Rathausmarkt zurückwandert. »Ich wollte nicht auf das Liebesdrama, das Sehnen, Erobern und Werben verzichten.« Doch Spontaneität war längst einer gewissen Routine gewichen.

»Dafür waren Vertrauen und Sicherheit gewachsen«, sagt Hanna. »Ich hatte irgendwann keine Angst mehr, Sven zu verlieren.« Die neue Innigkeit hat zwar auch die heftigen Gefühlsgewitter der Verliebtheit vertrieben. Dafür bedeutete der Satz »Ich liebe dich« Verlässlichkeit und eine gemeinsame Zukunft. Alles verlief in ruhigeren Bahnen. Auch im Bett. Sie haben die Vertrautheit zwar genossen, aber schon bald weniger häufig miteinander geschlafen. Beide wussten eben genau, was sie voneinander zu erwarten hatten.

Das hat auch Vorteile: Man muss nicht ständig alles erklären, kann sich fallenlassen und das volle Vertrauen genießen. Doch die Gefahr ist groß, dass für Neues im Bett kein Raum mehr bleibt. Mit der neuen Innigkeit wird die Geliebte zur Partnerin. Man offenbart sich einander, teilt Sorgen und Probleme, gibt ein ehrliches, ungeschöntes Bild von sich ab. Der Alltag hält Einzug. Wenn aus purer Leidenschaft »familienartige« Liebe wird, ändert sich auch der sexuelle Umgang miteinander. Und auf einmal denkt man im Bett übers Kinderkriegen nach – was von purer animalischer Lustbefriedigung so weit entfernt ist wie Australien von Deutschland. Jetzt ist Vorsicht geboten.

Trennung und Trauer

In dieser Zeit trennt sich die Spreu vom Weizen: Entweder festigt sich die Beziehung und wird auf eine andere emotionale Ebene der Zweisamkeit gehoben, oder die Pärchen gehen schnell wieder getrennte Wege. Sex allein ist auf Dauer kein Bindemittel. Sind die anfänglichen Reize verflogen, ohne dass etwas Elementares hinzugekommen ist, bleiben oft nur Trennung und Trauer.

Vanessa und Tim fuhren total aufeinander ab, als sie sich das erste Mal trafen. Sie lernten sich während der Fußball-WM auf derselben Veranstaltung kennen wie Hanna und Sven. Beide haben anfangs oft miteinander geschlafen, sich aber nie richtig angenähert und aufeinander eingelassen. Tim ist schnell entflammbar, und schon bald stieg er wieder jedem Rock hinterher. Er giert nach Abwechslung, zieht sein Selbstbewusstsein und seine Bestätigung aus der Anzahl der Eroberungen. Nur selten hielt Tim noch Verabredungen mit Vanessa ein. Wenn sie sich trafen, war er schlecht gelaunt bis aggressiv. Er wollte auch keinen Sex mehr. Vanessa litt unter dem sexuellen Entzug. Schließlich kam Tim ganz direkt damit heraus: »Es gibt da eine andere, Nessy!«

Die Spielregeln im Liebeslotto sind brutal. Selten verlieren beide Partner zur gleichen Zeit das Gefühl der Verliebtheit füreinander. Meist bleibt einer leidend zurück. Doch auch Vanessa hat sich schnell getröstet und nach neuen Herausforderungen Ausschau gehalten. Es war bei beiden kein bleibendes Gefühl.

Paare wie Tim und Vanessa sind eigentlich schon zu Beginn ihrer Beziehung zur baldigen Trennung verurteilt. Sexuelle Reize, die nicht emotional untermauert sind, lösen sich so schnell auf wie ein Stück Würfelzucker in der Teetasse. Hanna und Sven dagegen haben gute Chancen, ihre Liebe und Leidenschaft durchs Leben zu retten.

Zehn Gebote für die Liebe

1 Machtspielchen sind tabu

Beziehungen dürfen nicht in strategische Kriegsführung ausarten. Es geht nicht darum, wer den anderen beherrscht, sondern wie gut beide sich beherrschen und aufeinander Rücksicht nehmen. Es klingt deprimierend, doch nach der Phase der absoluten Verliebtheit wird aus der Liebe etwas sehr Egoistisches. Es mag unbewusst ablaufen, doch wir sehen im Partner den Menschen, der unsere Wünsche und Bedürfnisse nach Anerkennung, Zärtlichkeit, Verständnis und Sex erfüllt. Kommen jetzt Machtspielchen auf, kann sich das Gefühl der Liebe schnell in Enttäuschung und Gleichgültigkeit verwandeln.

2 Ja sagen heißt Respekt zeigen

Respekt beruht immer auf Gegenseitigkeit. Mit Respekt drückt man seine Wertschätzung gegenüber dem anderen aus, akzeptiert ihn als eigenständige Persönlichkeit und nimmt wahr, was diesen Menschen von uns selbst unterscheidet. Man respektiert Grenzen und Unterschiede und kann im anderen deshalb ein einmaliges Individuum entdecken. Jeder Mensch möchte respektiert und damit geachtet werden. Ohne gegenseitigen Respekt kann keine Beziehung gelingen.

3 Freiheit ist das Tor zur Nähe

Enge und zu viel Nähe ersticken die Liebe. Kommt Kontrolle des Partners hinzu, sind Vertrauen und freiwilliges Geben längst verflogen. Paare, die sich innig lieben, müssen nicht ständig alles gemeinsam machen. In Freiheit wächst die Sehnsucht nach dem anderen wie Wiesenchampignons nach einem warmen Herbstregen. Wer als selbstbestimmtes Individuum nicht mehr existiert, verliert einerseits schnell an Attraktivität und fühlt sich andererseits eingeengt.

4 Wandel bringt frischen Wind

Das Leben und die Liebe sind keine Einbahnstraße, in der es immer weiter geradeaus geht. Paare tun sich oft schwer, Änderungen beim anderen zu akzeptieren. Doch nichts ist so beständig wie der Wandel! Wünsche und Träume, Sehnsüchte und Bedürfnisse von Menschen ändern sich. Alles andere wäre langweilige Erstarrung. Sehen Sie Ihren Partner als ein sich ständig wandelndes Wesen und interessieren Sie sich für ihn.

5 Romantik lebt von der Vorfreude

Alle reden von Spontaneität, wenn es um Sex geht, und preisen den Quickie und die immerwährende Verfügbarkeit als Aphrodisiakum. Was ist aus der romantischen Vorfreude geworden? Verliebte sind nicht spontan, wenn es um Sex geht: Sehnsucht und Verlangen beherrschen ihre Gefühle bis zum nächsten Wiedersehen. Rendezvous sind mit Aufregung und Angst und jeder Menge Vorfreude und Leidenschaft verbunden. Für spontane Begegnungen ist immer

Raum, aber Liebesverabredungen bringen das alte Gefühl der Verliebtheit zurück.

6 Zurück zum Anfang

Wissen Sie noch, was Sie so verrückt gemacht hat, als Sie sich das erste Mal begegnet sind? Der Zauber geht im Alltag schnell verloren. Was hat den anderen damals nur so attraktiv gemacht? Erinnern Sie sich! Rufen Sie die Zeit der Verliebtheit wieder in Ihrem Gehirn ab, um den Zauber neu zu entfachen. Gerade die Verhaltensweisen und Charaktereigenschaften, die Ihnen den anderen so faszinierend erscheinen ließen, sind wahrscheinlich immer noch vorhanden. Vielleicht sind sie zur Selbstverständlichkeit geworden und haben deshalb für Sie an Attraktivität eingebüßt? Graben Sie zum Beispiel mit Hilfe von Musik (Sie hatten doch einen Lovesong, oder?) und Bildern aus der Anfangszeit Ihre Erinnerungen aus.

7 Aufmerksamkeit bleibt nicht unbemerkt

Nehmen Sie den Partner mit seinen Bedürfnissen wahr, gehen Sie auf seine Wünsche ein. Erfreuen Sie sich gemeinsam an seinem Erfolg, loben Sie ihn, wenn ihm etwas gelungen ist, und sagen Sie, dass Sie stolz auf ihn sind. Wer sich angenommen und gemocht fühlt, fühlt sich auch als Sexualpartner attraktiv.

8 Reden ist Gold

Schweigen kann manchmal auch Gold sein, doch gute Gespräche sind in der Regel der beste Beziehungskitt und Grundpfeiler einer jeden Partnerschaft. Wünsche und Sehnsüchte, Sorgen und Nöte müssen kommuniziert werden, denn eine Beziehung ist kein Ratequiz. Nur im Gespräch lassen sich unterschiedliche Bedürfnisse klären und Missverständnisse ausräumen. Der Partner sollte wissen, was uns beschäftigt, erfreut oder bedrückt. Gerade wenn zwei aufeinander sauer sind, sollten sie reden, um ihre Meinungsverschiedenheiten zu klären. Auch erotische Wünsche sollten ausgesprochen werden. Gute Beziehungen zeichnen sich natürlich auch dadurch aus, dass man miteinander schweigen kann.

9 Wie du mir, so ich dir

Bitte keine Retourkutschen. Auch kleinste Rachegelüste sollten in Beziehungen keinen Raum haben. Kein Mensch ist ohne Fehler. Warum immer alles gleich heimzahlen? »Du redest nicht mit mir – dann bin ich eben auch beleidigt und stur!« Versöhnliche Auseinandersetzungen helfen, den Weg aus Streitspiralen zu finden. Niemand soll Konflikte ertragen. Im Gegenteil: Konstruktiver Streit ist für eine gute Partnerschaft unabdingbar! Dabei geht es nicht um Schuldzuweisungen, gegenseitige Verletzungen, Vorwürfe und ständige Rechtfertigungen. Ziel eines Streitgesprächs ist die Konfliktbewältigung. Wenn man eskalierende Streitereien mit automatischen Abläufen später aus der Distanz betrachtet, kann man die Gründe besser analysieren. Das geht nur, wenn Wut und Groll sich verzogen haben.

10 Verzeih mir

Nachtragende Gedanken, Verurteilungen, Schuldsprüche und Strafen wie sexuelle Verweigerung sind der Tod jeder Beziehung. Manche Paare scheinen ein Schuldbuch zu führen: »Am 3. Mai 2009 hast du zu mir gesagt, dass deine Mutter besser kochen kann als ich!« Na und? Verzeihen Sie ehrlich und von Herzen!

3
Verheiratet oder *Die Ferraris fahren nicht mehr*

Der Sommerwind weht sanft durch die Terrassentür ins Wohnzimmer. Er bringt einen Hauch Rosenduft aus dem Garten mit. »Schalt doch schon mal um, gleich kommt Doktor House«, ruft Rolf aus der Küche. Doch Lara sitzt erwartungsvoll auf der Couch und hat andere Pläne. Sie denkt: »Heute Abend gibt es Doktorspiele statt Doktor House«, und kichert. Der rote Push-up-BH bringt ihren Busen so richtig schön zur Geltung. Die Strapse zwicken zwar, sind aber ohnehin gleich überflüssig, wie sie fröhlich hofft, während Rolf in der Küche rumort. Kühlschrank auf, Bier raus, Kühlschrank zu. Dann gibt der Kronkorken zischend das kühle Getränk frei. »Mach uns doch einen Sekt auf, Bärchen«, bittet sie fordernd. Doch Rolf hat nicht richtig hingehört und fragt zurück: »Auch ein Käsebrot, Mäuschen?« Jetzt nimmt Lara allen Mut zusammen und antwortet: »Ich will keinen Käse – ich will dich vernaschen …!«

Aus der Küche ist eine Weile nichts zu hören. Dann lässt Rolf ein langgezogenes, genervtes »Laaaara« los. Fast flehentlich und mit weinerlicher Stimme sagt er: »Lara, ich hatte einen harten Tag. Der Heini aus der Finanzbuchhaltung quengelt wegen der Abschlüsse. Die Termine sind überzogen. Außerdem ist es viel zu schwül. Ich will jetzt nur noch abhängen und entspannen. Kannst du das denn nicht verstehen?« Er beißt in sein Käsebrot, nimmt einen Schluck aus der Bierflasche und sucht nach der Fernbedienung, während er sich neben sie auf die Couch fallen lässt. Sorgsam vermeidet er jeden Blickkontakt. Gekränkt zieht Lara das Seidenneglige über die Strapse und bittet: »Dann lass uns doch wenigstens kuscheln.« Sie kommt sich in ihrer sexy Aufmachung auf einmal richtig blöd vor. »Bitte jetzt keine Diskussion!«, sagt er und schaltet auf RTL um. »Wir wünschen uns doch beide ein Baby«, flüstert Lara vorwurfsvoll und startet einen neuen Versuch. Sie vergräbt ihren Kopf in seiner Achselhöhle und zieht mit dem Zeigefinger kleine Kreise um seinen Bauchnabel. Er wird ganz steif – bis auf das Körperteil, auf das Lara es abgesehen hat. Dann rückt er von ihr fort und sagt gequält: »Laaaara, bitte.«

Jetzt wird ihr Ton schärfer: »Um Kinder zu kriegen, muss man Sex machen – oder hast du das vergessen?!« Beide wissen genau: Jetzt ist es vorbei mit der Erotik. Und der gemütliche Fernsehabend ist auch gelaufen.

»Ich verglühe!«

Lara ist frustriert und zeigt es Rolf in aller Deutlichkeit. »So habe ich mir unsere Ehe nicht vorgestellt«, klagt sie. »Oder liebst du mich nicht mehr?« Wie er diese Vorwürfe und all die Fragen, die jetzt kommen, hasst! »Nein, ich habe nichts mit der neuen Sekretärin vom Chef«, kommt er ihr zuvor und versucht so, die Litanei der Anschuldigungen abzukürzen. »Ich habe auch nichts mit irgendeiner anderen Frau: Ich bin einfach nur müde!« Lara weiß, dass ihre Sätze Gift sind, aber sie kann nicht schweigen. Enttäuschung, Wut und Angst müssen einfach raus. »Wann haben wir das letzte Mal miteinander geschlafen?«, fragt sie provozierend und baut sich mit ihren Strapsen vor ihm auf. »Vor drei Wochen? Oder ist es schon drei Monate her?« Ihr Tonfall wird schärfer, die Stimme kriegt eine schrille Note. Rolf hockt schweigend auf dem Sofa und denkt nur: »Bitte sei einfach still.«

Er ist längst in eine Art Duldungsstarre verfallen und lässt ihre Worte an sich herabregnen. Lara ist wie fremdbestimmt und kann nicht aufhören zu zetern. Sie steigert sich in ihrer Verzweiflung in eine Wut, die immer neue Vorwürfe produziert. »Keine Frau Anfang dreißig hält das aus: leben wie eine Nonne! Auch ich habe sexuelle Bedürfnisse.« Rolf denkt: »Ich auch, aber nicht jetzt!« Sekunden später kommt die Frage, die er am wenigsten ausstehen kann: »Oder bin ich dir zu dick?« Lara gibt sich selbst die Antwort: »Du findest mich einfach nicht mehr attraktiv, stimmt's?« Tausendmal hat er beteuert, dass das nicht stimmt. Er findet seine Frau attraktiv. Sehr sogar. Und mehr noch: Er liebt Lara! Doch wenn sie so dasteht und zetert und bettelt, klagt und fleht, fühlt er sich gleich noch mieser. Er kann jetzt nicht kuscheln! Es wäre verlogen, sie in Momenten wie diesen in den Arm zu nehmen. Von Liebemachen kann erst recht keine Rede mehr sein. Wie soll das denn funktionieren? Und das alles weiß sie.

Immer, wenn von Sex die Rede ist, gibt es Streit. Am nächsten Tag tun beide so, als wäre nichts vorgefallen. Er kocht Kaffee, sie steht vor dem Spiegel im Bad und erinnert sich wehmütig an früher: Oft kam er herein, wenn sie sich die Zähne putzte. Er hat dann liebevoll ihren Rücken gestreichelt und sie einfach von hinten genommen. Lara mag spontane Quickies. Doch auch das geschieht schon lange nicht mehr. Und sie weiß nicht, wohin mit ihren Gefühlen. Nachts hat sie das, was die Engländer »wet dreams« nennen: feuchte erotische Träume. Neulich lief sie nachts nackt durchs Kornfeld hinterm Haus – ein muskulöser Bayer mit offenem Hosenschlitz verfolgte sie. Das steife Glied voran, keuchte er durch Laras Traum immer schneller hinter ihr her. Sie konnte schon seinen feuchten Atem im Nacken spüren. »Ich war ganz feucht, als ich wach wurde. Ich bin aufgestanden und habe mich im Bad selbst befriedigt«, gestand sie ihrer Freundin Claire am nächsten Tag. »Warum hast du nicht einfach Rolf geweckt?«, fragte Claire. Lara dachte nur traurig: Weil ich mir nicht wieder eine Abfuhr holen wollte. In ihren Wachträumen im Büro tauchen nie andere Männer auf: Es ist Rolf, den sie begehrt. »Ich verglühe«, gestand sie ihren Freundinnen und drohte: »Wenn das so weitergeht, falle ich am hellen Tag noch irgendeinen Typen an.« Die Freundinnen lachten, doch Lara war voll Bitterkeit und auch ein wenig böse auf Rolf.

Sie versteht ja, dass er Stress hat. Er trägt schließlich eine große Verantwortung: Die Firma ist finanziell ins Schlingern geraten, und ihr Mann macht nahezu täglich unbezahlte Überstunden. Der Abteilungsleiter lässt jeden Mitarbeiter für zwei schuften. Als Warnung vor Widerstand gegen das Pensum lässt der Chef das Damoklesschwert der Arbeitslosigkeit über den Häuptern der Männer kreisen. Und was wird dann aus dem Kredit für das neue Haus, in dem sie sich gerade erst so gemütlich eingerichtet haben? Rolf hat Sorgen und ist müde, wenn er abends schlecht gelaunt heimkommt. Ein gefährlicher Rhythmus hat sich eingeschlichen: Abendessen, Tagesschau gucken und dann schon bald ab ins Bett. Unentspannt und mit den Gedanken in der Finanzbuchhaltung liegt er dann verkrampft neben ihr. Was soll da noch laufen? Auch Lara ist gehemmt und traut sich kaum noch, ihre Hand zu einer Berührung auszustrecken. Sie hat immer Angst, dass sie zurückgewiesen wird. Manchmal stellt sie sich schlafend. Sie inszeniert den Schlaf, lässt sich lasziv zur Seite rollen und präsentiert Rolf dabei wie zufällig ihre offenen Schenkel und den blanken Busen. Dabei stöhnt sie leise und hofft, dass er sie einfach nimmt und auf dieses »Ich schlafe und bin dir hilflos ausgeliefert«-Spiel eingeht. Doch irgendwann hört sie dann sein leises Schnarchen und dreht sich enttäuscht um. Neulich, als sie leicht angetrunken war, wollte sie mit Rolf »Lippenstiftfarben testen«. Sie hatte dieses verrückte Spielchen auf einer Internetseite gefunden. Es geht darum, möglichst viele Lippenstiftfarben durch Oralverkehr auf den Penis zu küssen. »Ich will wissen, ob ich es bis zu einem Regenbogen schaffe, bevor du kommst«, schlug Lara verführerisch vor und stand halbnackt und erwartungsfroh mit fünf verschiedenen Stiften vor ihrem Mann, die Lippen bereits zum roten Schmollmund geschminkt für den ersten Peniskuss. Doch Rolf war außer sich vor Empörung: »Du bist ja betrunken!«, schrie er. »Das ist widerlich!« Mit seiner Reaktion nahm er ihr wieder jeden Mut. Dann erneut diese Träume: Sie lag mit dem fetten Nachbarn von nebenan auf der Couch und ließ sich lustvoll befummeln. Am nächsten Morgen fühlte sie sich schmutzig und frustriert. »Gott, wie weit ist es mit mir gekommen?«, fragte sie sich. »Bin ich schon so bedürftig?«

Lara denkt sehnsüchtig an die Zeit zurück, als sie frisch ineinander verliebt waren. Seine sexuellen Annäherungen waren ihr fast schon ein bisschen zu viel gewesen. »Er konnte seine Hände einfach nicht von mir lassen«, erinnert sie sich wehmütig. Wenn beide abends gemeinsam von der Uni heimkamen, hatte Rolf sie schon im Hausflur befummelt und halb ausgezogen, bevor sie die Wohnungstür im dritten Stock erreichten. »Geh vor«, hatte er sie spielerisch geneckt, sie sanft die Treppe hochgeschubst und seine Hand von hinten fest auf ihren Po gedrückt. »Nicht doch, die Nachbarn …!«, hatte Lara dann im Spiel wie ein verschüchtertes Schulmädchen geflüstert, doch Rolf waren die Nachbarn ohnehin egal. »Ich kann nicht mehr warten«, flüsterte er und drückte seinen fordernden Körper gegen ihren. »Los, bück dich …« Ganz deutlich spürte sie seinen harten Penis unter dem warmen Anzugstoff. Und sie genoss es, von ihm so begehrt zu werden. Ihre Abwehr war nur gespielt. Wenn er mit seinen Händen unter ihrem Pullover fummelte und »den Busen schon mal auspackte« (wie er es nannte), war sie bis aufs Äußerste erregt. Seine feuchte Zunge im Ohr ließ ihre Hände zittern, während sie in seiner Hosentasche vermeintlich nach dem Haustürschlüssel fingerte und dann seinen erigierten Penis hervorzerrte, um ihn sich wenig später gierig einzuführen.

Oft haben sie sich gleich hinter der Wohnungstür auf dem Dielenboden geliebt. Die Nächte waren voller Leidenschaft. Sie haben viel ausprobiert und sind aufeinander eingegangen, und wenn Lara morgens unter der Dusche stand, huschte er mit unter den Strahl und liebte sie wieder, bis das Bad unter Wasser stand. »Ich kann einfach nicht genug von dir kriegen«, hatte Rolf immer wieder gesagt. »Das machte mich damals zur schönsten Frau der Welt«, erinnert sie sich wehmütig. Rolf hatte einen ganz speziellen Ausdruck für seine Gefühle: »Von wegen Schmetterlinge im Bauch – du lässt Ferraris durch meine Eingeweide rasen!« Es machte sie stolz, wenn er von den Ferraris sprach.

Ihren Freundinnen hatte Lara damals oft von seiner Potenz vorgeschwärmt: »Wenn ich mich morgens nicht schnell genug anziehe, nimmt er mich wieder vor dem Schlafzimmerspiegel in BH und Höschen – und ich muss noch einmal duschen, bevor ich das Haus verlasse.« Für Lara war Rolf ihr »starker Bär«. Doch aus dem starken Bären ist inzwischen ein Bärchen geworden, und die kleinen roten Autos fahren längst nicht mehr. »Heute muss ich um Sex betteln wie eine alte Jungfer«, klagt Lara gegenüber einer Freundin. »Es ist entwürdigend!« Sie fühlt sich dadurch unattraktiv und nicht mehr begehrenswert. Mit ihrem Selbstwertgefühl geht es immer weiter bergab. Ist sie zu dick? Er sagt nein. Selbstkritisch sucht sie ihren Körper nach Fehlern ab: Ist der Busen etwa zu klein, der Po zu breit? Die Beine nicht schlank genug? Rolf würde auf all diese Fragen mit einem klaren »NEIN, Lara!« antworten. »Cellulite?« Hat er bei ihr nie gesehen.

Was ist passiert?

Ihre Beziehung ist im Laufe der Jahre in eine völlig andere Dimension übergegangen: Aus Verliebten sind Lebensgefährten geworden, die den Alltag bewältigen, Probleme lösen und ihre Sorgen teilen. Dabei laufen sie einen großen Teil des Tages wie auf zwei unterschiedlichen Schienensträngen parallel nebeneinanderher. Jeder arbeitet seinen

Erledigungszettel ab. Wie in einer Wohngemeinschaft geht es plötzlich um ganz banale Dinge: Wer holt den Mantel aus der Reinigung, wer fährt den Wagen in die Werkstatt? Ein Zusammenleben bringt Paare einander näher, aber diese Gemeinsamkeit und Nähe wirken auch wie ein schleichendes Gift, das die Potenz schwächt. Anfangs noch unbemerkt, geht die Erotik immer mehr verloren. Und so wird auf dem Weg vom Geliebten zum Gefährten aus zügelloser Leidenschaft schnell fade Pflichterfüllung. Die sexuelle Lust verliert an Feuer und köchelt nur noch auf kleiner Flamme.

Jeder kennt das: Wenn eine Beziehung sich stabilisiert und etabliert hat, gewinnt der Alltag mehr und mehr an Bedeutung. Und ein Zusammenleben will organisiert sein: Gehst du zum Müllcontainer oder soll ich? Wie lange läuft eigentlich die Hypothek aufs Haus? Wo hast du den Wagen geparkt? Was willst du heute Abend essen? Es ist schwer, gegen die Allmacht des Alltags anzulieben. Zwangsläufig kommt eine gewisse Routine in die Beziehung. Sie darf nur nicht mit sexueller Pflichterfüllung einhergehen.

In der Phase der Verliebtheit denkt kein Mensch an Müll, Hypotheken oder Einkaufslisten fürs Abendessen. Alles ist neu, spannend und dabei auch viel unsicherer. Wird man wiedergeliebt, oder gibt es da doch noch einen anderen? Findet sie mich sexy? In der Ehe scheinen all die drängenden Fragen mit dem Jawort geklärt zu sein. Die Beziehung kommt in ruhigeres Fahrwasser. Sicherheit ist etwas sehr Wertvolles, doch gerade in unsicheren Zeiten tankt die Wollust animalische Kräfte. Wenn eine Beziehung in eine andere Dimension übergegangen ist, dann droht Gefahr: trotz oder vielleicht sogar gerade wegen der großen Liebe.

Es klappt zwar mit dem Sex nicht mehr so richtig, aber dafür liegen Rolf und Lara nachts oft noch lange wach und führen vertraute Bettgespräche. Sie teilen sich mit, erzählen, was sie im Laufe des Tages bedrückt oder gefreut hat. »In der Konferenz heute ist der Neue beim Chef so was von aufgelaufen: Er kam mit einem Vorschlag, der bei uns schon lange in Ablage P wie Papierkorb gelandet ist.« Es tut Rolf gut, mit seiner Frau über beruflichen Ärger oder Erfolge zu reden. Er muss sich bei ihr nicht verstellen, darf auch mal schwach sein und etwas Dummes sagen. Seine Frau sieht die Dinge mit anderen Augen und hat ihm damit schon häufig geholfen. »Du musst die Leute in deiner Abteilung einfach mehr loben«, hatte sie damals geraten, als die Stimmung auf dem Nullpunkt war. »Das motiviert – jeder will doch geliebt werden, auch vom Abteilungsleiter.« Sie haben über die Manipulierbarkeit durch Lob gelacht, aber er ist ihrem Rat gefolgt und hatte Erfolg: Wie durch ein Wunder ist seither die Stimmung im Büro besser geworden. Auch Lara kann ihre Sorgen mitteilen. Sie will sich mehr sozial engagieren. Beide beraten, wie das in den Zeitplan passen könnte. Und manchmal liegen sie einfach nur da und träumen: einmal auf die Seychellen reisen und sich den warmen Wellen des Indischen Ozeans überlassen, die Leichtigkeit unter tropischer Sonne genießen. Oder eine Tour mit dem Motorrad über die Route 66. Sie teilen ihre Träume. »Und wir lachen viel gemeinsam«, berichtet Lara über diese vertrauten Nächte. »Dabei tratschen wir wie die Waschweiber.« Nur das Thema Sex wird in Kuschelnächten wie diesen sorgsam ausgeklammert und liegt wie ein großer dunkler Schatten über der nächtlichen Idylle.

Der Mangel an Sex ist nur die eine Seite: Ihre große Liebe ist das eigentliche Phänomen

Lara hat früher gedacht: Wenn man sich liebt, kann man selbstverständlich auch immer miteinander schlafen. »Meine Liebe zu Rolf ist größer denn je«, sagt sie. »Aber wir leben zusammen wie Brüderchen und Schwesterchen! Doch mein Mann ist der Mensch, dem ich am meisten vertraue, der mir am meisten nahesteht. Er hielt mit mir die Trauer aus, als meine Mutter starb. Er unterstützte mich bei meiner Diplomarbeit und machte mir keine Vorwürfe, als ich unseren neuen Wagen in den Graben gesetzt hatte.« Wenn Lara über Rolf redet, fallen Begriffe wie Halt, Sicherheit, Verlässlichkeit – und »mein bester Kumpel«. »Er ist der engste Vertraute, den ich habe, meine Stütze in allen Lebenslagen.«

Von Sex ist kaum mehr die Rede. »Es spielt sich ja auch nichts mehr ab im Ehebett«, klagt sie. Wenn Lara sich überwindet und das Thema auf den Tisch bringt, verwandelt sich ihr sonst so redseliger Gatte urplötzlich in einen großen Schweiger. »Dann komme ich nicht mehr an ihn heran«, sagt sie. »Als ob er eine Mauer um sich herumgebaut hätte.« Lara hat es mit allen Mitteln probiert: Sie zeigte Verständnis, forderte Erklärungen, wurde wütend, brach in Tränen aus und schwieg zurück. »In der Hoffnung, dass Rolf fragt, was mit mir los ist.« Doch die Taktik ging nicht auf. »Er ist einfach verstummt.«

Dabei findet Lara ihren Rolf »extrem attraktiv« und begehrt ihn wie eh und je. Wenn er morgens vom Laufen kommt und noch erhitzt von der Anstrengung am Kühlschrank steht und gierig die kalte Milch direkt aus dem Tetrapak trinkt, möchte sie ihm am liebsten das verklebte Sportzeug vom Leib reißen und schreien: »Nimm mich –

jetzt, hier und sofort!« Oder neulich im Auto: Er saß ganz leger am Steuer und sah einfach toll aus: Das T-Shirt ließ seine Brustmuskeln zur Geltung kommen, der herbe Duft des Aftershaves umschmeichelte ihn. Spielerisch ließ er das Lenkrad durch seine kräftigen Hände gleiten. Als sie frisch verliebt waren, hätte Lara in Augenblicken wie diesem ihre Hand an seinen Beinen entlanggeführt – und er hätte einen versteckten Waldweg gesucht. Doch nach einigen Reinfällen traut sie sich keine Annäherungsversuche mehr zu machen. Er weicht ihren Berührungen aus wie ein scheuer Schuljunge. Und wenn sie ihn mit aufreizenden Dessous verführen will, macht er nur blöde Scherze. »Ich stand neulich wie eine Idiotin in Strapsen da und brach in Tränen aus«, sagt sie. Er hatte spöttisch gesungen: »Ich bin die fesche Lola«, und Lara in ihrem Tigertanga aufgezogen.

Mein Partner – das unbekannte Wesen

Dann gibt Lara der Freundin ein Geheimnis preis, eine Beobachtung, die sie nicht nur verletzt, sondern auch geängstigt hat. »Ich bin neulich nachts wach geworden und habe so komische Geräusche aus dem Arbeitszimmer gehört«, gesteht sie nach drei Gläschen Prosecco. »Ich bin dorthin geschlichen und habe gesehen, wie sich mein Rolf Pornos aus dem Internet anguckt und sich dabei selbst befriedigt.« Dicke Tränen fließen. Wütend hat sie ihm gedroht: »Ich lasse mich scheiden!«, während die Domina im Hintergrund auf dem Bildschirm einen halbnackten Kerl an der Hundeleine führte und die Peitsche knallen ließ.

Für Lara brach eine Welt zusammen. Sie stellte plötzlich die ganze Beziehung in Frage. Wer ist ihr Rolf eigentlich? Was hat das mit den Pornos auf sich? Und warum befriedigt er sich selbst? Lara ist nicht prüde. Früher, während ihrer Studentenzeit, haben sie auch Fesselspielchen gemacht und ihren Spaß dabei gehabt. »Verdammt, was ist passiert?«, hat Lara nach zwei Tagen des tiefen Schweigens ganz sachlich und ohne Vorwurf gefragt: »Was ist eigentlich mit uns passiert? Was ist los mit dir?« Doch Rolfs Antwort war wenig erhellend: »Es ist nichts«, sagte er knapp und ein wenig verschämt. »Es ist bedeutungslos – wirklich! Es hat nichts mit dir oder mit uns beiden zu tun. Ganz bestimmt nicht!« Und dann kam er wieder, dieser bedeutungsvolle Satz, der immer noch alle Wunden heilt: »Ich liebe dich doch!«

Als sie am gleichen Abend bei seinem Chef eingeladen waren, verkörperten Rolf und Lara Yin und Yang. Sie waren DAS Paar auf der Party und gehörten untrennbar zusammen. Sie ergänzten sich wie auf ein heimliches Kommando hin, warfen sich witzig und spritzig gegenseitig die Bälle zu und unterhielten die ganze Gesellschaft. Rolf erzählt immer gern die Einbrecher-Geschichte, um zu zeigen, wie großartig seine Frau ist. »Dieser Kerl versuchte gerade, unsere Terrassentür aufzuhebeln, als wir daheim ankamen. Lara stieg ganz lässig aus dem Wagen, ging auf den Einbrecher zu und bot ihm eine Zigarette an. Sie fragte ganz harmlos nach dem Weg und tat so, als seien wir nur zufällig vorbeigekommen, während ich zitternd im Auto saß und vom Handy aus die Polizei anrief.« Alle lachten und schauten Lara bewundernd an. Sie strahlte: Er hatte sie wieder zu seiner coolen Queen gemacht. Lara genoss die neidischen Blicke der anderen Frauen. Rolfs Chef konnte seine Bewunderung kaum verhehlen und blinzelte Lara immer wieder wie einer Verschwörerin zu. »Ihr Mann wird bei uns noch eine große Karriere machen«, versprach er.

Rolf hielt seine Frau den ganzen Abend über stolz im Arm. Er legte immer wieder seine Hand auf ihren Rücken und schaute ihr wie ein frisch verliebter Lover lange in die Augen. »Meiner Frau verdanke ich viel – nein, alles!«, sagte er. Und er meinte es so! Dann kamen all die »Weißt du noch damals, Schatz?«-Geschichten. Rolf war wie ausgewechselt. Er erzählte von ihrer gemeinsamen Griechenlandtour mit dem Motorrad, von dem Schwulen, den er anfangs für einen Verehrer Laras gehalten hatte. »Du hast ihm Prügel angedroht«, sagte sie lachend. Dann erzählte er, wie seine Lara auf der Tour in halb Griechenland kurzerhand die tropfenden Klospülungen in den Hotels repariert hatte. »Mein Vater war Klempner«, ergänzte sie scherzhaft. Jeder in der Runde wusste, dass ihr Vater einen Sanitärgroßhandel hatte. Man amüsierte sich köstlich. Kurz bevor sie gingen, legte Rolf mit ihr noch ein flottes Tänzchen aufs Parkett. Lara fühlte sich wunderbar und so sexy wie schon lange nicht mehr. Es war wie damals: als die Ferraris noch fuhren …

»Ein phantastischer Mann, Lara«, sagte die Frau des Chefs beim Abschied mit einem Blick auf Rolf. »Ja«, antwortete Lara und scherzte: »Aber wer ist das?« Die beiden Frauen haben laut gelacht, doch Lara war auch ein wenig ernst zumute.

Die perfekte Harmonie und der Zauber des Abends überlebten nicht einmal die kurze Autofahrt nach Hause. Rolf roch nach Bier und Zigarettenrauch. Er hatte sein Pulver auf der Party verschossen und schwieg. Wortlos fuhren sie durch die Nacht. Zu Hause fielen sie zwar schon in der Diele übereinander her, aber es war nicht wie früher. Der Liebesakt dauerte nur Minuten. Es war eher eine schale, verklemmte Nummer und nicht sonderlich befriedigend für

Lara: »Aber wenigstens haben wir wieder einmal miteinander geschlafen«, dachte sie und fiel neben ihrem schnarchenden Mann in einen traumlosen Schlaf.

Am nächsten Morgen begegnen sich die beiden fast scheu. Die Leichtigkeit, die sie beim Sex erlebt haben, als sie frisch verliebt waren, ist dahin. Der Sex am Abend zuvor war eine »1,9-Promille-Nummer« (wie Laras Freundin Kirstin sagen würde). In ihre sexuelle Beziehung ist eine Schwere eingezogen, die langsam zur Belastung wird. Für Lara ging die »Porno-Nummer« vor ein paar Tagen einfach zu weit. Was sie gesehen hat, nagt an ihrem Selbstwertgefühl. »Kann ich Rolf nicht mehr erregen?« Die Frage geht ihr seither ständig durch den Kopf. Das Erlebnis dieser Nacht hat ihr Vertrauen in Rolf erschüttert. Es ist für Lara eine unbekannte, fast bedrohliche Seite, die sie vorher nie an ihrem Mann gesehen hat. Was ist, wenn sie einfach schweigt und die heimliche »Porno-Nummer« nicht wieder anspricht? Sie wird nie erfahren, wer ihr Rolf wirklich ist, was er will. Das wäre keine gute Basis für die Zukunft. »Dein Mann, das unbekannte Wesen.« Ihre Freundin Kirstin hat dazu gesagt: »Ist doch toll, Lara! Gibt es etwas Spannenderes? Du hast die Chance, etwas völlig Neues in deinem Rolf zu entdecken. Nach ein paar Jahren Ehe bekommst du einen neuen Partner – und das, ohne zu suchen: Er ist ja schon da.«

So hatte Lara die »Porno-Nummer« vorher nicht sehen können. Sie muss sich eingestehen, dass auch sie für ihren Mann immer noch ein unbekanntes sexuelles Wesen ist. Sie hat Phantasien, die ihr Rolf sicher nie bei seiner Frau vermuten würde. Träumereien, die in ihrem Kopfkino beim Sex durchaus eine Rolle spielen. Gewiss wäre Rolf auch entsetzt, wenn er wüsste, dass sie es gern heimlich nach dem

Laufen im Park in aller Öffentlichkeit mit ihm machen würde. So verschwitzt, wie sie sind, einfach rein ins Gebüsch ...! Denn der Gedanke, es könnte jemand zuschauen, sie stöhnen hören, beide entdecken und die Polizei rufen, erregt sie. Sie mag den Hauch des Verbotenen. Wenn Rolf sie früher im Hausflur befummelt hat, stellte sich Lara den Nachbarn in der zweiten Etage hinter seinem Spion vor. Und dann sind da noch Vergewaltigungsphantasien, die sie nie, nie, niemals im wirklichen Leben realisieren möchte. Sie riecht den Bauarbeiter, der vom Gerüst direkt zu ihr ins Bett steigt. Er ist dreckig und verschwitzt, reibt seinen dicken Willi mit der rechten Hand steif, um ihn ihr dann in den Mund zu rammen – und Rolf beobachtet sie dabei. Mit solchen fiesen Gewaltphantasien kommt sie innerhalb von Minuten zum Orgasmus, wenn sie sich selbst befriedigt. Oder sie stellt sich vor, wie sie nur mit dem Bademantel bekleidet im Aufzug steht und in den Keller fährt. Dort wird sie vom Hausmeister überrascht. Er dreht sie einfach wortlos zu sich hin, bückt sich, um sie zu lecken und nimmt sie dann von hinten. Keine Frau will solche Situationen in der Realität erleben. Der Lustgewinn ist lediglich auf kurze Momente im Kopfkino beschränkt und hat mit ihren Wünschen und Sehnsüchten im Bett nicht das Geringste zu tun.

Wie würde Rolf reagieren, wenn sie das alles einmal ansprechen würde? Sie hat in der bewussten Nacht beleidigt reagiert, ihn gekränkt und abqualifiziert. Bloß nicht wieder die falschen Worte erwischen! Tief im Innern ist sich Lara nicht sicher, ob sie DIESEN Rolf wirklich kennenlernen und entdecken will. Was ist, wenn er plötzlich auf Dinge steht, die sie gar nicht mag? »Ich bin ja nicht prüde«, hat sie ihrer Freundin gestanden. »Wenn wir uns zusammen ein Filmchen anschauen, um uns ein bisschen in Stimmung zu bringen, habe ich gar nichts dagegen. Aber er saß allein auf dem Stuhl – und hat sich befriedigt, während eine Domina sich von einem angeleinten Typen die Lackstiefel lecken ließ und dabei kräftig mit der Peitsche zuschlug …«

Schweigen ist das tödlichste Gift für eine Partnerschaft. Doch Lara und Rolf haben noch nicht verlernt zu reden. »Erklär mir diese Porno-Nummer«, hat sie ihn irgendwann zu einem richtigen Zeitpunkt gebeten. Denn Lara fühlte sich von seiner sexuellen Aktivität ausgeschlossen und war »sogar eifersüchtig auf seine rechte Hand«. Sie konnte nicht verstehen, dass Rolf nicht mit ihr schlief und es stattdessen bevorzugte, sich selbst zu befriedigen. Dieser Umstand hat sie zutiefst verletzt und ihr Selbstbewusstsein erschüttert. Die Antwort auf ihre Frage hat Lara dann verblüfft: »Es hat überhaupt nichts mit dir zu tun. Mich zu befriedigen entspannt mich. Es ist keine große Sache. Es ist Kopfkino und ein bisschen Phantasie, die ich aber niemals in die Wirklichkeit umsetzen will. Keine Sorge, Mäuschen: Ich will weder prügeln noch geprügelt werden – verstehst du?« Lara hat an ihre eigenen Phantasien denken müssen und Rolf wirklich verstanden. Bei der Selbstbefriedigung kann man den eigenen Phantasien ungehindert freien Lauf lassen: Es ist nichts als eine sexuelle Spielart, die von der Paarbeziehung losgelöst zu sehen ist. Es ist ein Phänomen, über das niemand wirklich gern spricht – aber in vielen Betten »liegen« unsichtbare Fremde, wenn Paare miteinander Sex haben. Während ER seine frühere Mathematiklehrerin mit dem strengen Gesichtsausdruck visualisiert, denkt SIE vielleicht an den Reitlehrer, der sie im Galopp auf dem Rücken eines Pferdes beglückt, während die halbe Mannschaft des Reitstalls in der Beobachterrolle verharrt. Alles, was verboten oder gar unmöglich ist, regt die Phantasie an und lässt unsere erotischen Gefühle galoppieren. Und manchmal – in ganz speziellen Augenblicken – ist es sogar reizvoll, den Partner an den verruchten Träumen teilhaben zu lassen. Aber Vorsicht: Der Extraschuss Phantasie kann auch nach hinten losgehen!

»Je besser wir einander kennengelernt haben und je mehr wir uns lieben, desto mehr entfernen wir uns sexuell voneinander.«

So beschreibt Lara das Rätsel ihrer Ehe. Was in der Phase der Verliebtheit kein Thema war, ist plötzlich zu einem gigantischen Problem geworden: die Sexualität. Wie zur Verteidigung betonen Lara und Rolf immer wieder ihre große Liebe zueinander. Aber warum kann ein Paar, das sich so innig liebt, nicht mehr ohne Hemmungen miteinander schlafen? Vielleicht muss man mit der Frage beginnen: Was war vorher anders?

Der Kinderwunsch ist für beide relativ neu und spielt sicher auch eine Rolle bei der Penis-Pause. Die meisten Möchtegernmütter wollen wie Lara ihr Baby möglichst beim zärtlichen und einfühlsamen Liebesspiel machen. Sexspielzeug und Sadomaso-Phantasien passen nicht zum Kinderkriegen. Lara sagt von sich selbst: »Ich bin eine große Romantikerin und glaube an die eine wahre Liebe – bis dass der Tod uns scheidet.« Sie liebt die Vorstellung der zärtlichen Vereinigung, die Ei- und Samenzelle zusammenführt. »Dieses Wesen, das dabei entsteht und jeweils einen Teil von uns beiden in sich trägt, das dann in mir heranwächst und sich entwickelt«, schwärmt Lara. »Unser Kind besteht aus Rolf und mir.« Für sie ist die Zeugung eines Kindes »ein göttliches Wunder der Liebe«.

Für Rolf ist Laras schwülstige Betrachtung »ein Zacken zu viel« und die Sache mit dem gemeinsamen Kinderwunsch mittlerweile ein wenig in Stress ausgeartet. Damit keine Missverständnisse entstehen: Er will ein Baby! Aber wenn sie dann mit erwartungsvollem Blick einparfümiert durchs Haus schwebt, überall Kerzen entzündet, die Klassik-CD reinschiebt und Sekt kalt stellt, gerät er unter Leistungsdruck. »Und unter Druck läuft bei mir gar nix«, sagt er entschieden. Es kommen immer häufiger Themen wie »die fruchtbaren Tage« zur Sprache, die »biologische Uhr«, die unaufhörlich tickt, und »die Babyplanung fürs nächste Jahr«. In puncto Kind belasten Rolf gleich mehrere Aspekte, die er mit Lara nicht besprechen kann. Sie würde ihn sofort mit weinerlicher Stimme fragen: »Willst du denn kein Kind?« In ruhigen Minuten macht er sich Gedanken über die immense Verantwortung, die mit Nachwuchs verbunden ist. Ist sein Job noch sicher? Rolf kennt die Antwort nicht. Niemand weiß es. In der Firma redet man dies und das. Und wenn der Firmensitz nach München verlegt wird? Müssen wir dann das Haus verkaufen? Außerdem schließen sich für Rolf »Babymachen und geiler Sex« einfach aus. Es gibt für ihn quasi zwei Formen von Miteinanderschlafen. Leider klappt es in beiden Fällen im Augenblick nicht besonders gut.

Denn Rolf sieht in Lara schon heute die Mutter seiner Kinder. Sie ist für ihn längst nicht mehr nur »das scharfe Teil«. So hatte er Lara damals seinem Freund beschrieben, als sie sich gerade kennengelernt hatten. Da sah er nur diese sportliche Figur mit den festen Brüsten, die schlanken Beine und den knackig-runden Po. Er träumte davon, ihre feuchten Lippen zu küssen. Heute sieht er seine Lara ganz anders: »Sie ist meine Frau – ich sehe sie als Gesamtkunstwerk«, versucht er zu erklären. Und er mag es gar nicht, wenn andere Männer auf ihren sportlichen Hintern gucken. »Ich weiß ja, was die denken – ich habe ja selbst einmal so gedacht: so reduziert aufs Vögeln ...« Lara ist für Rolf heute mehr als nur ein Sexualobjekt. »Viel mehr!« Wenn er ihr ein Kompliment machen will, sagt er ungeschickt: »Du bist mein bester Kumpel.« Und er meint, was er sagt: Er kann mit Lara stundenlang über den Klimawandel diskutieren, kleine Igel von der Landstraße vor dem sicheren Tod retten, Bier trinken und Fußball gucken. Sie kann Mamas Sauerbraten zubereiten und sogar Reifen wechseln, zwischen Flachzangen und Rohrzangen unterscheiden, ein Zelt aufbauen und die langen Radtouren mit ihm durchhalten. Er könnte sich keine bessere Frau vorstellen: Lara ist perfekt für ein Leben mit ihm. »Ich liebe dich«, sagt er ganz oft und denkt es noch viel häufiger. Warum es im Bett nicht mehr so richtig klappt, ist ihm selbst ein Rätsel.

Warum bleibt bei Männern auf dem Weg zur Liebe die Libido auf der Strecke?

Auch Lara liebt ihren Rolf mit Haut und Haaren. »Es ist ein ganz tiefes und inniges Gefühl. Er ist ein Teil von mir«, sagt sie oft. Früher hat sie immer gesagt: »Ich möchte am liebsten in dich reinkriechen« – und sie meinte das durchaus wörtlich. Sie wäre am liebsten mit ihm zu einer Einheit verschmolzen. Wie zwei Metalle: »Du in mir, ich in dir ...!« Dabei fällt immer wieder der Begriff »Familie«. Rolf ist für Lara »Familie geworden«.

Mit dem Bedürfnis, ihren Mann voll und ganz zu vereinnahmen, hatte Lara schon vor der Ehe Schiffbruch erlitten. Eigentlich wollte sie immer alles mit ihm gemeinsam machen. Alles teilen: zusammen schwimmen, zusammen ausgehen, zusammen schlafen. Eines Tages hatte Rolf auf der Straße ein Pärchen im Partnerlook entdeckt: Beide trugen weiße Jeans; Hemd und Bluse waren weiß-blau gestreift, sogar die Schuhe waren identisch. »Willst du, dass wir auch so rumlaufen?«, hat er provozierend gefragt.

Die Beziehung zu ihrer ersten großen Liebe ist daran gescheitert, dass Lara klammerte und Uli kontrollieren wollte. »Wo warst du? Hast du mich noch lieb? Was denkst du gerade?« Auf all die Fragen, mit denen sie ihn quälte, gab es ohnehin keine Antworten. Auch ihre unerbittlichen Forderungen nach ständiger Nähe führten letztendlich dazu, dass sie sich voneinander entfernten. »Lass uns gemeinsam zu den Eltern gehen, Fußball gucken, Schach lernen ...!« Nach zwei Jahren hatte Uli genug: »Du erdrückst mich mit deiner Liebe«, sagte er und tauchte nach ihrem letzten Treffen einfach nicht wieder auf. »Kein Wort der Erklärung, kein Abschiedsbrief.« Erst im Laufe der Jahre lernte Lara mühsam, ihrem Partner Freiräume zu lassen. Nur mit Widerstand akzeptierte sie damals Rolfs Interessen, die sie nicht teilte: Er werkelt gern im Hobbykeller, und sie liebt Ballettaufführungen und geht gern in Kunstausstellungen. Es wäre langweilig, wenn sich zwei Menschen wie Synchronschwimmer im völligen Gleichtakt durchs Leben bewegten. »Das musste ich erst lernen«, gesteht Lara. Auch Ehepaare müssen zwei unabhängige Individuen bleiben. »Rolf wäre nur ins Ballett gegangen, wenn es hinterher eine Vorführung für Schlagbohrer gegeben hätte.« Im alltäglichen Zusammensein haben beide es inzwischen geschafft, ihre Bedürfnisse auszuleben. Wenn Rolf Holzbretter für das neue Werkzeugregal im Keller beizt, geht Lara halt mit einer Freundin in die Caspar-David-Friedrich-Ausstellung.

Muss man sich immer wieder neu verlieben, wenn man länger zusammen ist?

Trotzdem sind beide unzertrennlich. »Ich fühle mich halbiert, wenn Rolf nicht da ist«, sagt Lara. Als er auf einer Dienstreise in Frankreich war, haben sie jeden Abend stundenlang telefoniert. Und sie hatten heißen Telefonsex! Lara hatte das Telefon auf Raumton umgestellt, das Licht gelöscht und mit Rolf all ihre Phantasie durchgespielt. Er lag allein auf dem Hotelbett in Nantes und konnte plötzlich wieder ganz spielerisch auf alles eingehen und Dinge sagen, die er Lara nie direkt hätte sagen können. Dabei hielt er seine Augen geschlossen und stellte sich vor, wie sie zu Hause auf dem Bett lag und es sich selbst besorgte. Beide kamen gleichzeitig zum Orgasmus. Es hatte sie unglaublich angemacht, dass der andere nicht einfach verfügbar war und sie nicht übereinander herfallen konnten. Dieses Sehnen und Sichbegehren war auf einmal wieder da. Erstaunlich: Mit der Entfernung war die sexuelle Nähe zurückgekehrt.

Für Lara ist diese Erfahrung sehr wichtig. »Ich wusste auf einmal: Es geht doch. Man kann sich neu in den alten Partner verlieben und die Potenz wachküssen.« Sie will einen Neuanfang und nimmt das Problem als Herausforderung an. Denn Lara weiß ganz genau: »Wenn ich weiter darben muss und zwischen uns nichts läuft, geht unsere Ehe kaputt: Ich werde Rolf betrügen oder ihn verlassen.«

Im Alltag sind Lara und Rolf das ideale Paar, doch warum ist es im Bett anders? »Vielleicht ist unser Sex auch durch die Gewohnheit schal und schlecht geworden«, sagt Lara zu sich selbst. »Vielleicht kriegen wir jetzt den Spannungsbogen nicht mehr aufgebaut?«

Doch mit dem Ja vor dem Traualtar sind die spannenden Zeiten nicht zwangsläufig vorbei.

In ihrer Beziehung gibt es – Gott sei Dank – ein kostbares Juwel, das beide nicht missen mögen und das sie immer wieder zusammenführt: Es ist ihr Humor. »Gibt es etwas Wichtigeres?«, fragt Lara. »Wenn wir nicht gemeinsam lachen könnten, stünde es mit uns richtig schlecht. Humor ist einfach sexy. Und für einen guten Witz verzichte ich auch mal gern auf einen Orgasmus.« Dann fügt sie bitter hinzu: »Aber nur auf einen – nicht auf alle!«

Wer sich gegen die Lust versündigt, kommt in die Ehehölle

Im siebten Ehehimmel gibt es viele Todsünden. Und wer sich gegen die Lust versündigt, kommt in die Ehehölle und riskiert die Trennung. Trotz Liebe! Denn irgendwann kann auch das tiefste Gefühl dem gähnenden Alltagsabgrund nicht mehr standhalten. Und ist die Liebe erst erloschen, dann bringt auch eine Charmeoffensive mit Blumen und Candle-Light-Dinner nichts mehr. Paare dürfen sich nicht mit dem Stillstand abfinden: Auch ganz große Gefühle sind nur bedingt belastbar, wenn man die rosarote Brille erst abgesetzt hat und das Kribbeln im Bauch weg ist.

Ist die Traumfrau – einst heiß begehrt und mit viel List und Lust erobert – endlich »seine« Frau, sagt der Neandertaler im Manne: »Ich habe es geschafft, sie ist in meiner Höhle. Gut so.« Leider ist es nicht mehr ganz so einfach. Frauen können anno 2009 ganz gut ihre eigenen Höhlen bauen (und oft ist es dort viel gemütlicher als in Männerburgen!). Sie sind auf den Steinzeitmann als Ernährer und Beschützer nicht unbedingt angewiesen. Doch das genetische Programm der Männer scheint genau an diesem Entwicklungspunkt zu enden. Sie geben den Entertainer, der tanzt und scherzt, nur so lange, bis das Weibchen endlich erobert ist. Sobald sich Männer einigermaßen sicher sind, löst sich der Gigolo in ihnen in Luft auf.

Mit der Dauer der Beziehung kommt der Steinzeitler auch auf der Couch immer häufiger zum Vorschein. Wie hat die Männergruppe »Die Ärzte« in einem Anflug von Selbsterkenntnis doch so schön gesungen: »Määääääänner sind Schweine.« Welche Ehefrau erinnert sich nicht an den Text: »... Und falls du doch den Fehler machst und dir 'nen Ehemann anlachst, mutiert dein Rosenkörper dir bald nach der Hochzeit auch zum Tier.« Jede Frau kennt solche Exemplare! Weiter geht's im Song wie folgt: »Doch dann zeigt er sein wahres Ich, trinkt Bier, sieht fern und wird schnell fett und rülpst und furzt im Ehebett ...« Was soll frau jetzt tun? Ihn verlassen? Die Umerziehung ist verdammt schwierig. Dieses Klagelied haben schon die Mütter und Großmütter gesungen.

Wer zügellose Leidenschaft und Verliebtheit vollends gegen gammelige Vertrautheit und Bequemlichkeit eintauscht, der verliert seine sexuelle Anziehung. Männer wie Frauen! Liebe und Leidenschaft zu erhalten kostet ein bisschen Selbstdisziplin und Anstrengung. Man muss ständig auf der Hut sein. Aber es geht – und es lohnt sich! Schon Oma hat gesagt: Den anderen zwar nehmen, wie er ist, aber nie den Respekt voreinander verlieren.

Dabei gilt es, die Trägheit des Alltags zu überwinden. Sie ist der böse Feind befriedigender Zweisamkeit. Denn das traute Miteinander birgt Gefahren: »Wir sind auf eine schlampige, sehr ungute Weise intim«, klagt Lara. »Und wir haben mit der anfänglichen Scheu verliebter Turteltäubchen irgendwie auch den Respekt voreinander verloren.« Sie beschreibt eine gefährliche Vertrautheit, die die meisten Ehepaare ganz naiv Gemütlichkeit nennen würden.

Die Gratwanderung zwischen Gemütlichkeit und Sich-gehen-Lassen

Man kann als Mann auch ganz leger sehr sexy aussehen, ohne Schlips und Kragen. Es ist ein Unterschied, ob man frisch geduscht lässig im Muskelshirt auf der Couch sitzt und nach Aftershave duftet oder ob man stets ins gleiche fleckige Teil schlüpft und nach altem Schweiß müffelt. Wer sich keine Mühe mehr gibt, für den Partner attraktiv zu sein, hat im Grunde schon verloren.

Es muss jetzt vor dem Fernseher nicht gleich ungemütlich werden. Vertrautheit ist wichtig, aber Benimmgrenzen sind notwendig. Respektlosigkeit spielt oft eine große Rolle: Welcher verliebte Mann würde vor einer fremden Frau, die er begehrt, die Toilettentür offen stehen lassen, wenn er mal muss? Wer nach dem Essen unanständige Körpergeräusche von sich gibt, wer pupst und rülpst wie in dem Ärzte-Lied, wenn der Partner in der Nähe ist, kommt nicht gerade sexy rüber. Offene Hosen, ungeputzte Zähne und fleckige Jogginghosen sind auch an freien Flegelwochenenden ohne jede Diskussion verboten! Männer sind leider Meister im Sich-gehen-Lassen.

Der Affe in uns

Mutter Natur darf keinesfalls als Entschuldigung für liebesmüde Ehemänner herhalten, aber auch sie hat »natürlich«

ihre Hand im Spiel. Sie führt die Paare am unsichtbaren Gängelbändchen der körpereigenen Chemie. Genauer gesagt sind es zwei Botenstoffe im Gehirn, die die emotionale Bindung beeinflussen. Sie heißen Oxytozin und Vasopressin und sorgen dafür, dass ein Gefühl der Ruhe und Geborgenheit in die Partnerschaft einkehrt. Damit macht sich leider auch eine erste Ernüchterung breit. Dagegen werden die Körper frisch Verliebter mit Dopamin, Serotonin und Adrenalin nur so überschüttet. Sie befinden sich in einem Alarmzustand, der gut anderthalb Jahre anhalten kann: Man ist geradezu besessen vom anderen. Und genau dieser Zustand lässt mit der Zeit nach, weil sich die Botenstoffproduktion wieder in Richtung Ruhe verschiebt. Das ist auch gut so, denn kein Mensch kann als Dauerverliebter durchs Leben gehen. Jetzt schlägt die Stunde der Wahrheit: Wenn es nur eine kleine Liebelei war, die ausschließlich auf sexueller Anziehungskraft beruht hat, dann ist meistens auch das Ende der Beziehung gekommen. Mit der Veränderung der Botenstoffe verfliegen die euphorischen Gefühle wie Herbstlaub im Wind. Der Körper signalisiert: Es ist Zeit, Abschied zu nehmen. Dann kommt es erst gar nicht zu einer Vertrautheit: Man geht, bevor man sich gehenlässt. Ist es jedoch wahre Liebe, kommt es jetzt zu einer emotionalen Bindung, und die Beziehung hat Bestand. Doch dann ist nach einem weiteren Jahr ebenfalls äußerste Vorsicht angesagt, denn ernsthafte Gefühle drohen die Lust zu vertreiben. Neurobiologen haben übrigens festgestellt, dass an den Gefühlen »frischer« und »alter« Liebe ganz verschiedene Hirnregionen beteiligt sind. Die Rede ist also von zwei komplett unterschiedlichen Gefühlen.

Der Mensch als Spielball unsichtbarer Botenstoffe? Doch die Adrenalin- und Dopaminproduktion lässt sich durch kleine Abenteuer und aufregende Situationen wieder ankurbeln. Man muss nur für etwas Abwechslung in der Beziehung sorgen. Das ist sogar wissenschaftlich bewiesen: In einem Experiment hat ein Forscher dreißig Paare über einen bestimmten Zeitraum hinweg dazu verpflichtet, jede Woche anderthalb Stunden lang gemeinsam etwas Verrücktes, Außergewöhnliches zu unternehmen. Voraussetzung: Es muss für beide völlig neu und ungewöhnlich sein – ein Abenteuer eben. Couchpotatoes unternahmen Bergwanderungen, Ökos besuchten ein Autorennen, und Städter fuhren mit dem Mountainbike über Berg und Tal.

Dreißig andere Paare ließ der Forscher einfach in ihrem Alltag schmoren. Sie unternahmen, was sie all die Jahre schon gemeinsam unternommen hatten. Nichts Neues. Am Ende des Experiments das erstaunliche Ergebnis: Zu ihrer Stimmung und den Gefühlen befragt, antworteten die »Abenteurer«, dass sie miteinander viel glücklicher waren als vorher. Tja, und die Langweiler? Sie spürten keine Veränderung – es war alles geblieben wie immer.

Aus dem wissenschaftlichen Experiment lässt sich jedenfalls etwas für den Hausgebrauch mitnehmen: Raus aus den Pantoffeln, rein ins Vergnügen. Der Liebe wegen! Michaela und ihr Mann Holger, für beide ist es die zweite Ehe, haben am Traualtar eine Verabredung getroffen: Auch wenn wir müde und lustlos sind – am Wochenende wird etwas Spannendes unternommen. Sie haben gemeinsam den Motorradführerschein gemacht, er hat Tango tanzen gelernt, sie ist in einen Tauchclub eingetreten. Gemeinsam erkunden sie mit ihren Tauchfreunden Flüsse und Baggerseen, schwingen das Tanzbein oder spielen Easy Rider und drehen Runden mit der dicken Harley. »Unser Sex ist gut«, sagt Michaela. Ab und zu würzt sie die Beziehung mit einem Quentchen Eifersucht. Die Anwältin zieht schon mal mit Stefan, ihrem Kollegen aus der Kanzlei, um die Häuser oder trifft sich mit ihrem Ex-Freund Torsten. »Das findet Holger zwar nicht prickelnd – aber dann prickelt es plötzlich wieder zwischen seinen Beinen«, sagt sie verschmitzt und lächelt. »In meinem Holger wird der alte Jäger wach, wenn die Konkurrenz im Sportcoupé ums Haus reitet.« Jetzt heißt es: Achtung! Man(n) muss schließlich gegen den vermeintlichen Rivalen bestehen. »Und der Neandertaler im heimischen Bett ist mir immer noch lieber als ein spontaner Mandanten-Fick«, sagt Michaela und fügt scherzhaft hinzu: »Denn der bringt kein Glück!«

Jede Frau weiß, dass Männer wieder in Fahrt kommen, wenn der Verlust der Frau droht. Im Kampf ums Weibchen muss der Steinzeitmensch wie das Alphatier in der Schimpansenhorde seinen Platz behaupten.

Die Beute ist abgeschleppt

Es sieht noch schlimmer aus, wenn wir Paarbeziehungen evolutionsbiologisch betrachten. Dann sind Männer nämlich DIE Sexprotze unter den Primaten. Das hat natürlich ein Mann gesagt. Nicht irgendeiner, sondern Desmond Morris, der bekannteste englische Verhaltensforscher unserer Zeit. Als Wissenschaftler hat Morris auch erklärt, warum das so ist: Der Mann ist immer zur Fortpflanzung bereit, weil er pausenlos Spermien produziert. Ganz anders ist es bei Pavianen, deren Hinterteil nur während der Paarungszeit anschwillt. Doch irgendwann brauchen auch die Alphatiere unter den Kerlen mal eine Pause – und die machen sie leider immer dann, wenn sie ihr Frauchen in der sicheren Höhle wissen.

Menschen paaren sich auch dann, wenn es nicht um Nachwuchs und Fortpflanzung geht. Dabei finden – wie beim Affen auch – typische Paarungsrituale statt: Mann zeigt breite Schultern, Frau trumpft auf mit prallen Brüsten. Jeder Erwachsene kennt das Ritual: tiefe Blicke, lautes Lachen, dröhnende Motoren und dann endlich: die ersten sanften Berührungen. Verliebtsein prickelt wie Champagner. Es ist dieses ewig gleiche Spiel, das es knistern lässt. Und wenn man sich nicht sicher ist, wird geworben auf Teufel komm raus. Mit allen Schikanen wird bei Verliebten gestreichelt, liebkost, geleckt und gesaugt, bis er oder sie das ersehnte »Ja, jaa, jaaaa« hört. Und jetzt kehren wir zur Evolutionsbiologie zurück: Sinn der ganzen Sache ist natürlich nur, dass er seine Gene verbreitet. Es ist extrem unromantisch, aber Gene wollen nur eins: vererben! Kein Geld – es geht ausschließlich um das Überleben der Art und um ganz spezielle biologische Eigenschaften. Desmond Morris nennt das »die geschlechtliche Programmierung unserer Spezies«, Lara nennt es »das geile Gefühl der Verliebtheit«. Denn zu der Zeit war ja noch alles gut im Bett (oder sonst wo). Der Boden unter den Füßen Liebender bebt. Leidenschaft und sexuelle Befriedigung erreichen zu diesem Zeitpunkt ungeahnte Höhepunkte. Botenstoffe und Verhaltensmuster machen mit uns, was sie wollen.

Am Ende der Paarungszeit muss das Männchen seine Beute nur noch sichern. Ein Ehering hilft da ungemein. Und schon kommt kein anderer Affe (sorry, Rivale) mehr ohne Probleme an die Frau oder an den Mann ran. Der Ring symbolisiert den Besitzanspruch, die Beute ist abgeschleppt, und jetzt kann man(n) wieder einen Gang herunterschalten. Und schon lässt die Spannung nach. Das ist für das Überleben der Gattung Mensch auch notwendig, denn sonst wären wir alle schon vor lauter Paarungsstress verrückt geworden. Es muss irgendwann Ruhe einkehren. Und damit sind wir zum Leidwesen aller vernachlässigten Frauen wieder beim Thema: Dann herrscht tote Hose im Ehebett! Sind erst kleine Kinder ins Spiel der Hormone eingebunden, wird es oberkompliziert.

Und was sagt der Verhaltensforscher dazu? Die Paarbindung der Kinder wegen wird als eine Errungenschaft der Evolution gesehen.

Das klingt logisch, doch die Tatsache, dass so viele paargebundene Menschen mit Kindern untreu werden, schreit nach einer Erklärung. Was machen wir da eigentlich? Sind leidenschaftliche Affären eine biologische Notwendigkeit, weil die große Liebe uns impotent macht? Und wenn ja, warum ist das so?

Viele Männer würden ein Kuckuckskind im Familiennest finden, wenn sie danach suchen würden. Denn Frauen lieben Leidenschaft und Erotik, das Spiel rund ums Werben des Männchens. Wenn die Weibchen sich vernachlässigt fühlen und das Prickeln zu Hause nicht mehr finden, dann suchen sie eben außerhalb des Ehebetts nach Spannung und Abenteuer. Es gibt viele Frauen, die fremdgehen. Wir reden hier nicht nur von einem Seitensprung! Oft gehen außereheliche Affären über Jahre. Die meisten Ehemänner wollen davon nichts wissen. Sie protzen lieber mit ihrer Männlichkeit bei anderen Artgenossen um die Wette, und alle behaupten: »Wir sind ständig scharf.« Doch die meisten Frauen wissen es besser. Es gibt Fälle, da läuft wirklich jahrelang nichts. Und das Problem ist völlig unabhängig von Alter und Aussehen der Betroffenen, vom gesellschaftlichen Parkett, auf dem sie sich bewegen, oder ihrem Bildungsstand. Das große Loch – das Niemandsland zwischen Leidenschaft und Trennung – verschlingt die hübsche Dörte genauso wie die dralle Marie, die kesse Jean und meine attraktive Freundin Regine. Lady Lotterbett bleibt daheim ebenso unbefriedigt wie das triste Töchterchen. Auch Sexy-Hase geht oft ungeküsst (und ungefickt) ins Bett. Es ist ein Trauerspiel, was sich in deutschen Schlafzimmern so abspielt.

Man sagt: Frauen lieben Helden und heiraten Beamte. Intuitiv suchen sie sich als Ernährer für den Nachwuchs liebevolle, fürsorgliche Männer aus. Liebhaber brauchen dagegen andere Qualitäten: Muskeln und Machomanieren sind willkommen. Aber will frau DEN heiraten? Nein, nicht wirklich! Untreue Ehefrauen wählen – rein evolutionsbiologisch betrachtet – richtig clever: Sie nehmen das beste genetische Material einerseits und den fürsorglichsten Partner für die Aufzucht des Nachwuchses andererseits. Wie die Affen paart sich auch der Mensch gern fremd. Damit es nicht dazu kommt, müssen beide in der Beziehung sexuell aktiv werden (oder bleiben!).

Erst die Arbeit, dann kein Vergnügen

Die Sexualtherapeutin Dagmar O'Connor, die zu den renommiertesten Experten dieser Zunft zählt, hat einmal in einem Interview mit der WELT gesagt: »In einem erfüllten Sexualleben kommt es darauf an, dass man den Augenblick lebt.« Das heißt für die Grande Dame der Therapie: »… den Moment spüren – und natürlich den eigenen Körper.« Für O'Connor ist der Mangel an Zeit, die man miteinander verbringt, nicht die Ursache für ein Beziehungsproblem, sondern ein Symptom für ganz andere Defizite. Glücklichen, sexuell erfüllten Paaren reichen oft schon fünf Minuten am Morgen, um eine Nähe zu entwickeln, für die andere Monate brauchen.

Und sie hat ja so recht: Die Flucht in Arbeit ist ein bekanntes Phänomen. Wer viel arbeitet, muss nicht viel erklären und nicht lange reden: Er kann sich bequem hinter Aktenbergen und Börsenkursen verstecken. Wenn der Terminkalender randvoll ist, bleibt ja auch nicht viel Zeit für Sex. Jammert die Ehefrau und verlangt mehr gemeinsame Zeit, heißt die Antwort oft: »Ich tue es doch nur für uns!« Gegen Argumente wie dieses kommt Lara mit ihren Wünschen nicht an. Sie fühlt sich sogar als Bittstellerin, die etwas Ungeheuerliches und Unverschämtes verlangt – etwas, was früher vor Gericht bei Nichterfüllung als Scheidungsgrund galt!

Wann immer es schwierig wird, weicht man(n) gern ins Büro aus und flüchtet sich in Arbeit. Aufsteiger wie Rolf sind besonders gefährdet: Wenn er morgens in die firmeneigene Garage fährt, ist er oft der Erste, und abends ist er der Letzte, der die Lichtschranke öffnet. Er will noch weiter nach oben: Mehr Erfolg heißt für ihn Doppelsekretariat und Dienstwagen, die Senator-Card der Lufthansa mit dem roten Kofferanhänger und vielleicht irgendwann auch ein größeres Haus, wenn das Kind erst da ist. Und das Hamsterrad läuft immer schneller, der Druck wird größer. Lara wirft ihm oft vor, »job-blind« zu sein. Am Wochenende ist er müde und fühlt sich völlig ausgebrannt. Es gibt Konflikte mit den Kollegen und neue Aufgaben, die ihm den Schlaf rauben. »Bei dem Pensum kann ich hier nicht noch den Latin Lover spielen«, stöhnt er, wenn sie sich beklagt.

Doch er weiß auch, wie wichtig die Beziehung mit Lara für ihn ist. Ein Kollege ist gerade erst geschieden. Er hockt morgens leicht zerknittert auf seinem Stuhl und blickt trübe in die Kaffeetasse. »Schon gefrühstückt?« Nein, hat er natürlich nicht. Mit wem auch? Missmutig steht er am Kaffeeautomaten, zieht sich einen Pappbecher mit lauwarmer Plörre und kaut auf einem labbrigen Käsebrötchen. Rolf dagegen hat gut gefrühstückt, war mit Lara schon laufen und hat sich mit einem Küsschen von seiner Frau verabschiedet. »Ich will nicht so enden wie Sven«, sagt er oft zu sich selbst. Doch wenn bei den Aktien seiner Firma der Pfeil an der Börse nach unten zeigt, geht es bei ihm automatisch auch mit der Potenz bergab. Seine Bastelattacken im Hobbykeller ziehen sich manchmal über mehrere Wochenenden hin: Er schraubt und schleift und sägt und bohrt wie ein Besessener. Dabei weiß Rolf ganz genau: »Das alles ist Gift für meine Beziehung.« Es muss etwas geschehen.

Es ist jetzt wichtig, die Liebe zu vertiefen und eine neue Sex-Rakete zu zünden.

Vom Kopf bis in die Hose

Wenn gar nichts mehr geht, muss vielleicht ein Arzt oder Paartherapeut konsultiert werden. Ein amerikanischer Pharmahersteller hilft seit Jahren den Männern wieder hoch: Das gewisse Mittelchen, das mit »V« anfängt und mit »iagra« aufhört, hat in der Männerwelt eingeschlagen wie die sprichwörtliche Bombe. Doch die kleine blaue Pille kann nur Hilfs-, nie Heilmittel sein. Denn Impotenz fängt meistens im Kopf an und nicht in der Hose. Es gibt bereits ein spezielles Training für impotente Männer, die körperlich gesund sind, und eine Klinik in Thüringen, wo chronische Impotenz geheilt wird. In der Heinrich-Mann-Klinik in Bad Liebenstein (Orts- und Klinikname klingen ja schon vielversprechend) geht es nicht nur um erektile Dysfunktion, sondern vor allem um blockierte Gefühle, Versagensängste und jede Menge Scham. Für Sexualtherapeutin Dagmar O'Connor ist Sex ein Teil der Persönlichkeit: Erlebnisse als Kind sind fast immer bestimmend dafür, wie wir mit unserem Partner umgehen.

Oft fängt Impotenz ganz harmlos an. Der erste Durchhänger wird zwar als vorübergehende Unpässlichkeit lautstark abgetan und verdrängt, doch der Schock sitzt tief. Man(n) muss eben immer können. Aus dem einmaligen Versagen kann sich ein immenser Druck aufbauen, der schließlich zu hartnäckigen Ängsten führt. Und dann läuft gar nichts mehr. Der Erwartungsdruck ist enorm: Überall in den Medien wird über Partnertausch, Blind Dating und Swingerclubs berichtet. »Wer normalen Sex hat, ist heute ein Exot«, klagt Rolf. »Dabei möchte ich mich nicht vom Kronleuchter abseilen, um meine Frau zu begatten.«

Die Ursachen für Impotenz können völlig harmloser Natur sein und müssen nicht gleich die ganze Beziehung in Frage stellen. Doch wer mag schon gern mit dem Vorgänger verglichen werden, der angeblich »ein Handtuch daran aufhängen konnte«? Unbedachte Sätze wie: »Mit Björn war es immer soooo aufregend, wenn wir im Wald ...«, können die Standfestigkeit heftig erschüttern. Auch Schulnoten wirken destruktiv: dass es »heute nur eine Drei minus« war, will kein Mann wirklich wissen. Sex ist kein Leistungssport, und Benotungen wie beim Eiskunstlauf sind im Bett verpönt.

Für Schlappen können auch Ärger in der Beziehung, Enttäuschungen, Stress am Arbeitsplatz, Schulden und Existenzängste verantwortlich sein. Das alles lähmt die Lenden.

Demütigungen schädigen Potenz und Partnerschaft ganz erheblich. Man(n) muss höllisch aufpassen, dass daraus kein Teufelskreis wird, der das Gefühlsleben komplett blockiert. Glaubt man wissenschaftlichen Erhebungen, leben in Deutschland rund fünf Millionen Männer mit Erektionsproblemen.

Kampf gegen die Dumpfheit

Man darf nicht kneifen, wenn es kompliziert wird. Es gilt: Konflikten nicht aus dem Weg gehen, sondern Defizite erkennen und anpacken. Nur so gewinnt man als Paar den Kampf gegen die Dumpfheit des Alltags. Denn es sind nicht die großen Dramen, die die Liebe killen und die Lenden lähmen. Manchmal kommt der Kick schon nach einem kleinen Streit zurück. Dann ist nämlich die Distanz des Paares am größten, und auf einmal weist die Furcht vor dem Verlust den Weg zurück zur Leidenschaft. Das beweist, dass der erotische Thrill unter Alltagskrebs leidet. Doch der Liebestöter ist heilbar und muss nicht gleich in geheime Liebschaften und ein spannendes Doppelleben münden. Es gibt Gegenmittel, die das Gift der Gewohnheit bekämpfen. Gute Gespräche, Vertrauen und auch körperliche Nähe ohne Sex gehören dazu. Sie lassen die Ferraris wieder fahren, doch vorher muss man raus aus der verkehrsberuhigten Zone.

No risk, no fun!

Es kann passieren, dass man mit seinen Wünschen und Begehren zurückgewiesen wird. Na und? Versuch macht klug! Im Allgemeinen heißt das Wiederbelebungsmotto in der Beziehung: aktiv werden statt abwarten. Und immer schön im Gespräch bleiben. Nur wer seine Wünsche auch äußert, kann erwarten, dass sie erfüllt werden. Sich tot stellen und verstummen ist nicht ratsam. Außerdem sind Beziehungen keine Ratespiele, und befriedigender Sex funktioniert nur dann, wenn beide dasselbe wollen. Warum also nicht einmal über Vorlieben reden? Sollten diese erheblich differieren, hilft nur, es zu probieren. Bei manchen Sexualpraktiken ist es wie mit Austern: Sie wirken am Anfang eher abstoßend, weil sie nicht gerade appetitlich aussehen. Wenn man sie probiert hat, schmecken sie doch. Wer dann allerdings immer noch keine Austern mag, muss es sagen und darf etwas anderes bestellen. Man sollte sich beim Sex nicht um ein klares Nein herummogeln und etwas über sich ergehen lassen. Aber man sollte dem Partner auch einmal einen sexuellen Gefallen tun, wenn es einem nichts ausmacht.

Bei allem kommt es auf den Ton an. Die Ansage sollte klar, aber keinesfalls verletzend sein. Vorwürfe wie: »Da hättest du auch selbst draufkommen können«, sind für den anderen nicht gerade stimulierend. Kränkungen haben beim Sex nichts verloren: Denn gerade dann sind wir besonders angreifbar – quasi nackt. Vorwürfe, Zurückweisung, Abwertung oder Drohungen wie: »Das war das letzte Mal, dass ich …«, können der Anfang vom Ende sein. Sexualität ist zwar ein heikles Thema, doch um sich mitzuteilen, kann man nicht nur den Mund – oder besser gesagt die Sprache – nutzen: Nonverbale Verführungskünste sind oft erfolgreicher als endlose Erklärungsversuche. Warum nicht mal die Hände benutzen, um den Partner auf einen ganz bestimmten Punkt der Lust aufmerksam zu machen?

Neugier ist ein wichtiger Faktor. Sie setzt allerdings voraus, dass wir uns ein bisschen fremd geblieben sind. Erotische Routine ist tödlich für die Beziehung. Der Reiz des Unbekannten ist einfach größer als der des altbekannten Einerleis. Dabei muss man nur an die Zeit der Verliebtheit denken. Was wusste man denn schon voneinander? Der andere war wie eine einsame tropische Insel, die man nach langer Seefahrt endlich entdeckt und erobert hat. Wenn alles erkundet und bekannt ist, wird es langsam wieder langweilig. Also aufgepasst: Im täglichen Trott geht die Exotik verloren.

Rollenspiele

Wenn Marie von ihrem Mann spricht, sprühen die Funken. Sie haben so ihre Probleme in der Ehe, doch sie lieben sich, und im Bett klappt es auch noch nach Jahren »großartig«. Vielleicht hängt das mit dem Beruf des Paares zusammen: Sie sind Schauspieler. Obwohl die Scheidungsrate gerade in kreativen Berufen enorm hoch ist, haben Klaus und Marie es geschafft. Sie schwärmt: »Mal ist er Bauarbeiter, mal ein Callboy. Und ich verwandele mich in eine Diva oder ein Schulmädchen. Er kann auch ganz Gentleman sein und ich die Straßenhure …« Spielerisch leben beide ihre Phantasien aus. »Wir überraschen uns immer wieder neu«, sagt Marie. »Und auch der Sex ist immer wieder neu.« Sie machen aus erotischen Phantasien nackte Tatsachen. »Die Überraschung spielt dabei eine wichtige Rolle«, sagt sie. »Ich muss mich immer neu auf Klaus einstellen – dabei entsteht ein Spannungsbogen, der mich einfach geil macht.« Bei einem Ägyptenurlaub war sie Hatschepsut und Klaus ein Sklave. »Niemand durfte uns entdecken, denn die Verbindung zwischen der Pharaonin und einem Sklaven war vor Tausenden von Jahren ja völlig unmöglich.« Sie machten ihr Hotelzimmer zum Palast der Liebe. Marie hatte als Herrscherin das Sagen. Ohne ihre Würde zu verlieren – schließlich war sie Gebieterin und Königin –, konnte sie ihren Sklaven darauf aufmerksam machen, was und wie sie es wünschte. Und er folgte ihren Befehlen nur allzu gern.

Schauspieler scheuen die Verkleidung (und auch die Entkleidung) nicht. Inszenierung ist gerade beim Sex oberste Pflicht: »Zur Rolle des Machos gehört ein hypermaskulines Auftreten mit Sonnenbrille, Tattoo, Überheblichkeit und dem dazugehörigen Imponiergehabe.« Mit nacktem Oberkörper hat sich Klaus seiner Marie präsentiert. »Er hat seine Muskeln spielen lassen und eine coole, abweisende Pose eingenommen – das hat mich total angemacht.« Auch Marie ist eine perfekte Schauspielerin. »Ich liebe es, für Klaus die Hure zu sein. Dann gebe ich mich gleichgültig und cool, obwohl ich innerlich brenne vor Geilheit. Ich lasse ihn ganz geschäftsmäßig ohne äußere Gefühlsregung zappeln und mich hinterher bezahlen.« Marie spielt auch gern die Unschuld vom Land, die keine Ahnung hat. »Dann lasse ich mir von Klaus erklären, wie Liebemachen geht.«

Man kann Spielchen dieser Art durchaus phantasievoll variieren. Ortswechsel sind das Salz in der Sexsuppe. Auch das WC im Erste-Klasse-Abteil im Intercity lässt genügend Raum für einen Quickie. Die beste Location dafür mag der Fahrstuhl sein. (Dort kommt es allerdings wirklich auf Geschwindigkeit an.) Männer sind oft einfallslos: Wenn es um das »Wo« geht, tragen sie ihre Frau meist jahrelang immer wieder ins Bett.

Doch ausgefallene Orte und Rollenspielchen sind nicht jedermanns Sache. Nicht alle Paare sind so spielerisch wie Klaus und Marie, aber einen Versuch ist es wert. Meist ist man überrascht, wie phantasievoll der Partner reagiert.

Dabei ist es wichtig, dass die Rollenspiele nicht in eine absurde Faschingsparty abgleiten. Das geht leicht schief, weil es zur verklemmten Nummer wird und keine Lust bereitet. Telefonsex kann übrigens bei Experimenten wie diesen ein guter Anfang sein. Wie bei Lara und Rolf tun sich auf die Entfernung völlig neue Horizonte auf, und es klappt besser, in eine andere Rolle zu schlüpfen.

Wenn der Schatz zur Schlampe wird

Kenner reden von Verbalerotik: Dabei wird aus dem »Hans« ein »Hengst« und aus dem »Schätzchen« eine »Schlampe« (von persönlichen Beleidigungen ist hier natürlich nicht die Rede!). Man muss ja nicht gerade den verbalen Holzhammer rausholen, doch anschaulich derbe und ein wenig obszöne Schilderungen der eigenen Phantasien und Wünsche gehören durchaus zum Wortschatz der Verbalerotik und sind ausdrücklich erlaubt. Die Engländer reden von Dirty Talk. Das schmutzige Geschwätz kann sexuelles Verlangen anregen und den Sex intensiver machen. Von Verbalerotik lebt eine ganze Branche: die Anbieter von Telefonsex. Auch viele Paare schätzen das Telefon als aufgeilendes Mittel zum Zweck. »Sein Anruf aus dem Büro hat mich schon vorher heiß gemacht«, schildert Marlies. »Zieh schon mal dein Höschen aus«, forderte ihr Mann sie am Telefon auf. Dann ließ er sich von seiner Frau in allen Einzelheiten schildern, was sie gerade tat, und berichtete selbst, was sich zu diesem Zeitpunkt schon in seiner Hose abspielte und wie sehr er sich danach sehnte, sie endlich zu beglücken. »Wenn er dann nach Hause kam, sind wir übereinander hergefallen – es war immer wie eine Befreiung«, sagt sie. Ohne gleich billig und vulgär zu wirken, darf man sich verbal ruhig mal richtig gehenlassen. Dazu gehört auch das Stöhnen, Schreien und Keuchen beim Sex, das vom Partner als Bestätigung der Lust verstanden wird. Totale Stille wirkt dagegen ernüchternd – es sei denn, man macht wiederum ein Spiel daraus.

Stellen Sie sich vor, niemand darf Sie hören. Ihr intimes Zusammentreffen ist heimlich – doch die Wände sind dünn, der Raum mit Abhörwanzen bestückt, und Sie müssen das leiseste Stöhnen, jede Lautäußerung unterdrücken. Vielleicht sind Sie ja auf der Flucht und vögeln gerade eine Fremde, während der Feind mithört? Oder die Schwiegermutter lauscht an der Wand, während Sie ihr Töchterchen betrügen. Auch die bigotte Welt der Frommen eignet sich für sexuelle Phantasien. Vielleicht sitzt der Pfarrer nebenan und soll nicht mitkriegen, was Sie da so treiben. Im Kopfkino gibt es keine Verbote, keine Beschränkungen und Unmöglichkeiten. Wer das Spiel der Gedanken mit seinem Partner teilt, hat doppelt so viel Spaß.

Appetit kommt beim Essen

Liebe geht bekanntlich durch den Magen. Zu den sinnlichen Genüssen der Fleischeslust gehört ein gutes Essen. Jetzt bloß keine Kalorien zählen! Ganz gleich, ob das Essen zwischen zerwühlten Laken im Bett stattfindet und an eine römische Orgie erinnert oder als romantisches Liebesmahl mit Kristallgläsern und Kerzenschein beginnt: Jetzt wird geschlemmt und geschlürft und in vollen Zügen genossen! Warum nicht mal mit den Fingern essen und sich vom Partner das tropfende Fett der Hähnchenkeule aus den Mundwinkeln lecken lassen? Champagner kann man auch im Bauchnabel servieren, und Sahne lässt sich zum Dessert aus den erogenen Zonen löffeln. Es sollte nicht gerade Erbsensuppe geben, doch die Inszenierung ist wichtiger als das, was auf dem Teller liegt.

Ernährungsexperten sprechen zwar von »Gender Food« – auf die unterschiedlichen Bedürfnisse der Geschlechter abgestimmte Nahrung – und empfehlen Männern Tomaten, Kürbis, Brokkoli und Senf als Scharfmacher für die Prostata. Doch will man das wirklich wissen, wenn es um die Befriedigung ganz anderer Fleischeslust geht? Welcher Mann isst schon ein Müsli vor dem Geschlechtsverkehr, nur weil in Haferflocken viel Zink für die Bildung des Sexualhormons Testosteron enthalten ist? Sinnliches Spargelschlemmen, Austernschlürfen und sich gegenseitig mit Mousse au Chocolat füttern – das törnt an!

Ehen in Deutschland

Sie trauen sich: Rund 380 000 Paare im Jahr sagen ja und schließen den Bund fürs Leben – oder auch nur für einen Lebensabschnitt. 1950 waren Männer und Frauen wesentlich mutiger: Damals ließen sich 750 452 Paare trauen.
Bis dass der Tod euch scheidet? In den meisten Fällen hält das Eheversprechen nicht bis zum Lebensende: Jedes Jahr lassen sich rund 200 000 Paare wieder scheiden.
Zweiter Versuch: Do it again, man: Etwa 25 Prozent der Männer heiraten zum zweiten Mal.
Jung gefreit: Männer heiraten heute im Durchschnitt erst, wenn sie 36 Jahre alt sind, und Frauen mit 33 Jahren. 1971 betrug das durchschnittliche Heiratsalter bei Männern 28 und bei Frauen 25 Jahre.

Ehe ohne Ende: Nur zwei Prozent aller Ehepaare sind 40 Jahre lang verheiratet, ein Prozent sogar 50 Jahre, aber nur 0,1 Prozent 60 Jahre und länger. Insgesamt sind in Deutschland etwa 38 Millionen Menschen verheiratet.

Treu wie Gold: In Deutschland ist Untreue gleich nach dem Vorwurf der Entfremdung der häufigste Scheidungsgrund. Ungefähr jede/r Zweite hat den Partner schon einmal betrogen, jeder Vierte hat gleich mehrere Seitensprünge gehabt. Doch die Hoffnung stirbt zuletzt: Nach einer Studie der Universität Oldenburg glaubt die Hälfte aller Männer und Frauen in Deutschland an die lebenslange Treue.

Wenn die Ehe in die Jahre kommt

Es gibt lebende Beweise, dass es sich lohnt, Krisenzeiten zu bewältigen. Nicht jedem Paar ist jedoch das Glück vergönnt, sich die Kronjuwelen nach 75 Jahren zu verdienen. Die durchschnittliche Ehe in Deutschland dauert 26,8 Jahre. Immerhin! Schon für 25 Jahre gibt es Silber. Nicht nur Edelmetalle spielen im Laufe der Jahre bei der Ehe eine Rolle:

Die **Papierhochzeit** feiert man schon nach einem Jahr, nach fünf Jahren spricht man von der **hölzernen Hochzeit** und nach sieben Jahren taucht mit der **kupfernen Hochzeit** das erste Metall auf. Nach zehn Jahren gibt es bei der **Rosenhochzeit** Blumen, nach 15 Jahren hat man bei der **Kristallhochzeit** Glas verdient. Die **Porzellanhochzeit** wird nach 20 Jahren gefeiert, und nach 25 Jahren findet die **Silberhochzeit** statt. Dann wird es immer edler und wertvoller. Es folgt nach 30 Jahren die **Perlenhochzeit,** nach 40 Jahren gibt es bei der **Rubinhochzeit** Edelsteine im Ehekrönchen. Die **goldene Hochzeit** wird nach 50 Jahren und die **diamantene Hochzeit** nach 60 Jahren gefeiert. Nur wenige Paare erleben die **eiserne Hochzeit** nach 65 Ehejahren. Noch länger sind **Gnadenhochzeitspaare** zusammen: Die Feier findet erst nach 70 Jahren statt. Wer die **Kronjuwelenhochzeit** nach 75 Jahren erlebt, hat jung geheiratet und alle Krisen gemeinsam bewältigt.

Was Frauen sich von Männern wünschen

Die Frau, das unbekannte Wesen? Männer tappen häufig völlig ahnungslos im Dunkeln, wenn es um die Bedürfnisse der Frauen geht. Dabei sind diese Wesen gar nicht so geheimnisvoll – gut, es gibt Zicken und Zaubermäuse, Emanzen und Edel-Elsen, aber das Grundmuster auf der Wunschliste der meisten Frauen wiederholt sich. Auch wenn manche Frauen es rigoros abstreiten: Im Grunde ihres Herzens will jede Frau eine Prinzessin sein. Der Mann, der ihr zeigt, dass er sie begehrt, und vorgibt, »alles« für sie zu tun, kann auch »alles« von ihr haben (na ja, vielleicht fast alles!). Was Frauen sich von Männern wünschen und leider viel zu selten kriegen, sind Emotionen, Komplimente, Hingabe, Leidenschaft, Zärtlichkeit und kleine Geschenke.

- Frauen sind süchtig nach Liebesbeweisen. Gewiss, ER hat ihr schon vor zwei Jahren gesagt, dass er SIE liebt, und daran hat sich nichts geändert. Warum soll er den

Satz ständig wiederholen? Die Antwort ist simpel: weil Frauen diesen Satz einfach gern hören! Ein monotones »... ich dich auch« reicht Frauen nicht. Sie wollen Liebesschwüre, wollen hören, dass er ohne sie nicht atmen kann, dass sein Leben in ihrer Hand ist und er sie noch tiefer, noch fester liebt – bis ans Ende des Universums und zurück. Was ist denn schon dabei, wenn man(n) ein wenig übertreibt? »Du bringst meine Hormone in Aufruhr«, klingt einfach besser als: »Du siehst immer noch ganz gut aus.« Liebhaber schwärmen von ihren prallen Brüsten, den wollüstigen Lippen, dem aufreizenden Gang. SIE bringt sein Blut in Wallung, so wie es keine kann. Dieser Satz ist übrigens wichtiger, als Männer ahnen. DIE ANDERE schwebt wie ein unsichtbares Gespenst als ständige Bedrohung über der Idylle.

* Frauen lieben Komplimente! Leider zweifeln auch die attraktivsten Exemplare ständig an ihrem Aussehen: Ist der Po nicht zu dick? Die Beine zu kurz, der Busen zu klein? Spiegel sind gemeine Mitbewohner und bei den meisten Frauen verhasst. Doch wenn ER sagt, dass SIE die Schönste ist, dann schmilzt sie dahin. Es tut ihrem Ego gut, wenn er all die Selbstzweifel mit einem netten Kompliment wegwischt. Doch Vorsicht: Nicht übertreiben, denn dann glaubt sie ihm nicht.

* Frauen sind Romantikerinnen. SIE will auf keinen Fall hören, dass ER ihr den Heiratsantrag wegen der Steuervergünstigungen macht. Sie träumt den Traum aller Prinzessinnen: ER ist the one and only, der Prinz – sent from heaven! Und es ist eine übernatürliche Fügung des Schicksals, dass sie sich begegnet sind. Nur ER ist für SIE be-

stimmt. Frauen wollen im Ruderboot über den Stadtpark schippern, im Mondschein Champagner trinken, lange Strandspaziergänge machen. Sie tanzen gern im Prinzessinnenkleid auf einem Ball und schweben in den Armen ihres Prinzen übers Parkett. Sie sitzen gern im Auto, bis die Scheiben beschlagen sind, und lieben die vielen kleinen Herzchen, die ER aufs Fenster malt. Auch rote Rosen zeigen Wirkung. Sie können einfach abends vor der Haustür liegen, unterm Scheibenwischer klemmen oder als dicker Blumenstrauß morgens per Boten ins Büro geliefert werden. Wie die Kolleginnen dann gucken!

* Frauen lieben Liebesbeweise. Also, Männer: Lasst Blumen sprechen. Dabei darf es nie langweilig werden. Jeden Samstag einen Strauß von der Tankstelle? Nein, das ist ein blumiger Liebestöter! Nicht jeder Lover ist ein Liebesgedichtschreiber, aber schon ein nettes Wort auf einem gelben Post-it-Zettelchen spricht Bände. Er kann auf dem Frühstücksbrettchen kleben und einen »fröhlichen Tag« wünschen oder im Schminktäschchen versteckt sein und einfach sagen: »Du siehst immer wunderbar aus!« Ein verlängertes Wochenende in der Stadt der Liebe kostet nicht die Welt: Wenn das Paris-Ticket dann noch in den aufreizenden Dessous versteckt ist, kann keine Frau widerstehen. Paris ist zu teuer? Auch ein Ausflug ins Wäldchen am Stadtrand kann Spaß bringen. Wer die Frau seiner Träume einfach »entführt«, ohne vorher zu verraten, wohin es geht, erhöht die Spannung und kann gemeinsame Überraschungen erleben.

* Frauen mögen alles, was glitzert. Es muss ja nicht gleich ein echter Diamant sein. Im indischen Tücherladen um

die Ecke gibt es lustigen Tand, den Frauen gern als Modeschmuck tragen. Die Geste zählt! Hübsche Armbänder und Kettchen machen gute Laune. Es gibt Glitzersternchen im Dekorationsladen, die man beim Candle-Light-Dinner auf der Tischdecke verteilen kann, Goldbänder für den Außenspiegel ihres Autos und Parfüm mit Goldstaub.

- Frauen brauchen Harmonie, Vertrauen und Verständnis beim Sex. Missmutige, nörgelnde oder gar aggressive Männer können keine Liebesgöttin erwarten. Wenn SIE ihren Körper hingibt, muss sie vertrauen können. Sex ist immer ein Geben und Nehmen: Das setzt Verständnis voraus. Vielleicht mag sie beim Oralsex seinen Samen nicht schlucken? Sie muss darauf vertrauen können, dass er sie nicht dazu zwingt und sich im rechten Augenblick beherrschen kann. Die Ejakulationsfrage sollte vor dem Oralsex geklärt werden. Was immer beide ausprobieren, basiert auf gegenseitigem Einverständnis und darf nicht erzwungen werden. Es gibt nur eine Regel, aber die ist essentiell wichtig: Beide müssen Spaß haben!

- Frauen hassen Langeweile. Sie brauchen Abwechslung und wollen, dass ER manchmal ein bisschen Macho ist, manchmal ein bisschen Softie. Das spielerische Element sollte beim Sex nicht fehlen. Je phantasievoller ER ist, desto williger ist SIE. Immer die gleiche Stellung ist wie jeden Morgen Leberwurst zum Frühstück – es sei denn, SIE mag Leberwurst.

- SIE will nicht ständig raten müssen, was ER denkt oder will. Das Schweigen der Männer zählt zu den häufigsten Trennungsgründen für Frauen. SIE erfriert neben einem Schweiger, fühlt sich nicht wahrgenommen und empfindet die Stille wie einen stummen Vorwurf gegen ihre Person – auch wenn ER gerade über seinen Chef nachdenkt, die Bundesliga-Ergebnisse im Kopf hat oder den TÜV-Termin fürs Auto in seinen Tagesablauf einplant: Es reicht, wenn sie weiß, dass er Sorgen hat. Beziehungen sind keine Ratespiele.

- SIE will Sicherheit haben und sich nicht dauernd wegen eventueller Untreue sorgen. Andere Frauen sind Konkurrentinnen und machen Angst. Die Sekretärin ist ihm jeden Tag nahe. Sie teilt den Alltag und die Sorgen. Dann ist da noch die Thekenschlampe, die immer so verständnisvoll tut und nie wegen der Sauferei meckert (warum sollte sie auch?). Und die naive Volontärin, die ihn anhimmelt und alles an ihm toll findet – was er genießt. Alle Frauen außerhalb der Beziehung sind potenzielle Geliebte und damit Gegnerinnen. Wie oft kommt es vor, dass sogar die beste Freundin zuschlägt und sich den Ehemann der anderen schnappt! Und SIE hasst es, betrogen zu werden. Für Männer mag es ein Irrtum oder ein Abenteuer sein, für Frauen ist Fremdgehen eine Verletzung ihrer Person. Betrug nagt am Selbstbewusstsein.

- SIE will stolz auf ihren Mann sein und vor ihren Freundinnen mit dem tollen Mann angeben. Erfolgreiche Männer sind attraktiv, auch wenn sie keine Sixpack-Muskeln auf dem Bauch haben. Das schöne Haus, der große Wagen, der dicke Gehaltsscheck, die gehobene Position in der Firma machen auf die meisten Frauen (und Freundinnen) schwer Eindruck. Doch Geld allein ist kein Grund, stolz zu sein. Macht ER sie vor den Freundinnen nieder, ist er als Versager abgestempelt, auch bei der Freundin. Ganz gleich wie prall sein Geldbeutel gefüllt ist, Meckermänner kommen beim anderen Geschlecht schlecht an. SIE ist stolz, wenn er Verständnis zeigt, mit den Kindern spielt, lacht und scherzt und sie liebevoll neckt, wenn die Freundin da ist.

- SIE will nicht angelogen werden – doch mit der Wahrheit ist Vorsicht geboten! Gewiss, sie hat gesagt, Ehrlichkeit sei das Aller-, Allerwichtigste in der Beziehung. Doch ist es wirklich so wichtig, dass sie von dem bedeutungslosen Flirt im Sportstudio weiß? Diese Frau spielt nicht die geringste Rolle. Warum ihr davon berichten? Es würde sie nur verletzen und verunsichern. Man (und frau) muss wirklich nicht alles erzählen und von jedem Lächeln berichten, das einem zugeworfen wird.

- SIE will nicht hören, dass die Ex-Frau besser aussah, einen Doktortitel hatte, Porsche fuhr und dass die Nudeln immer al dente waren, wenn sie gekocht hatte. SIE macht sich wegen dieser Frau schon ohne seine verbalen Ausflüge in die Vergangenheit verrückt. Es gibt Fragen, die ER tapfer ignorieren sollte: War die Ex besser im Bett? Hatte sie strammere Brüste, einen kleineren Hintern und schlankere Oberschenkel? Vorsicht, Männer! Antworten auf diese Fragen sind ein Minenfeld. Die Ex hat im Bett der neuen Beziehung nichts zu suchen. Übrigens auch dann, wenn sie »schlechter« war!

- ★ Fragt nicht: »Wie war ich?« SIE mag es nicht, wenn er sich gleich danach umdreht und zwei Minuten später sein Schnarchen zu vernehmen ist.

Was Männer sich von Frauen wünschen

Männer wollen ständig wissen, dass sie ihre Frauen glücklich machen. Und wenn sie nur die Batterie des Autos ihrer Frau wieder aufgeladen haben, hören sie gern Sätze wie: »Wenn ich dich nicht hätte, wäre ich völlig hilflos!« Sie wollen ihr Mechaniker und ihr Handwerker sein, aber sie brauchen Lob. Dann reparieren sie Wasserhähne und Gartenstühle, schleppen schwere Wasserkästen, dübeln und schrauben für SIE und zeigen ihr damit, dass sie die Starken sind, Männersachen machen und damit für sie unentbehrlich sind. Für Männer ist eines ganz besonders wichtig: die Achtung, die die Frau vor ihnen als Mann hat. Es kommt vor, dass Frauen diese Achtung verlieren und ihre Männer vor anderen kleinmachen. Kein Mann kann dann im Bett noch der Größte sein. Worte wie »Versager« oder »Schlappschwanz«, »Verlierer« oder »Kleiner« sind Gift für die Libido.

- ★ Männer wollen, dass ihre Frauen treu sind. Sie hassen es, betrogen zu werden, und wollen sich auf ihre Partnerin verlassen können. Unbewusst haben sie immer Angst davor, dass ein anderer Mann ihre Frau besser befriedigen kann. Gesunde Männer im fortpflanzungsfähigen Alter produzieren vier Millionen Samenfäden in einer Stunde –

sie wissen, dass der potenzielle Nebenbuhler genauso potent ist. Der Steinzeitmensch im Mann fürchtet den Seitensprung: Er weiß ja nur zu genau, was in seiner Hose passiert, wenn er in die offene Bluse einer attraktiven Frau guckt.

* Männer brauchen Zeit für sich: Sie wollen an ihren Autos basteln und mit Kumpels um die Häuser ziehen und ein bisschen dröhnen, ohne dass die Frau gleich nörgelt und meckert. Freunde und Fußball, der Hobbykeller und die Stammkneipe sind wichtige Freiräume, die weitgehend frauenfrei sein sollen. Andere wieder wollen in Ruhe lesen und nicht ständig gefragt werden, ob das Buch wirklich sooo spannend ist.

* Männer wollen nicht dauernd hören, dass SIE schon wieder eine Diät macht und sich viel zu dick und hässlich findet. ER findet SIE sexy und sieht ihre Cellulite nicht. Doch wenn er von ihr dauernd mit der Nase auf ihre Fehler gestoßen wird, kann er sie irgendwann auch nicht mehr attraktiv finden. Der perfekte Körper ist ein Kunstprodukt der Werbung, ein Anspruch, der nur von den Heidi Klums dieser Welt mit viel Arbeit und Disziplin erreicht wird. Ständiges Kasteien ist extrem unsexy und ein Gegner körperlicher Lust. Wenn sie sich dagegen voller Wollust gehenlässt, schlemmt und mal ein bisschen schlampt, macht sie ihm auch Lust auf ungehemmte Liebe.

* Männer mögen es, wie Frauen sich bewegen. Wenn SIE mit dem Hintern wackelt und die Hüften schwingt, macht ihn das an. Sinnliche Bewegungen sind das Salz in

der Liebessuppe. Breitgelatschte Turnschuhe, die den schlurfenden Gang unterstreichen, machen keinen Mann an. Bauch rein, Brust raus, Kopf hoch! In High Heels läuft es sich attraktiver. Nicht umsonst sieht man auf der Reeperbahn in Hamburg die Damen in hohen Schuhen oder Lackstiefeln auf Kunden warten.

* Männer mögen Frauen, die selbstbewusst sind und sich nicht kleinmachen. Eine fröhliche Ausstrahlung ist wichtiger als körperliche Perfektion. Wenn SIE den Raum betritt, offen lächelt und ihrem Gegenüber keck in die Augen schaut, ist ER schnell beeindruckt. Frauen, die wissen, was sie wollen, sind gegenüber schüchternen, verunsicherten Wesen bei der Partnersuche im Vorteil.

* Männer träumen von spontanem Sex an ungewöhnlichen Orten: Warum nicht mal während der Dämmerung auf der Parkbank einen Quickie wagen? Es gibt viele Schauplätze, die zum Sex einladen. In der hintersten Reihe im Kino lässt es sich gut fummeln, aber auch in der Autowaschanlage kann man zwischen all den Bürsten ein schnelles Nümmerchen schieben. Im Hinterhof am Papiercontainer oder in fremden Wohnungen auf Partys und beim Babysitten ist die sexuelle Spannung erhöht, denn man könnte ja erwischt werden. Männer lassen sich gern verführen. Sie mögen es, wenn SIE verspielt ist und auch einmal etwas wagt.

* Zarte, gepflegte Haut steht bei Männern auf der Wunschliste ganz oben, Make-up und Schminke sind dagegen nicht immer ihr Fall. Wenn der rote Lippenstift beim Küssen verschmiert, die Wimperntusche dunkle Ränder

unter den Augen bildet und sich der Abdeckpuder überall im Gesicht fleckig verteilt, ist die Erotik wie weggewischt. Eine Überdosis an Parfüm gilt unter Männern ebenfalls als Abtörner. Sie mögen oft lieber einen Hauch von Körpergeruch. Frischer Schweiß und Gleitflüssigkeit machen viele Männer scharf. Schon Kaiser Napoleon Bonaparte hat Kaiserin Josephine per Depesche aus dem Feldlager kurz und knapp instruiert: »Ne te lave pas, je reviens« – wasch dich nicht, ich komme bald zurück! Die Nase liebt mit, denn über Botenstoffe wie Pheromone wird die Lust angekurbelt. Die Nase erschnüffelt den Sexualpartner. Von Körpermief ist hier allerdings nicht die Rede.

- Männer schauen gern zu. ER liebt die Rolle des Voyeurs, wenn SIE vor Wollust bebt. Er möchte manchmal einfach unbeteiligt dasitzen, während sie mit der Hand ihre Vagina streichelt, sich einen Vibrator einführt und vor Erregung schreit und vielleicht sogar um eine erlösende Penetration bettelt. In der Rolle des stillen Beobachters gaukelt ihm sein Kopfkino die erotischsten Situationen vor. Er träumt vielleicht von zwei Frauen, die sich gegenseitig befriedigen, ihre Brüste küssen und kneten und sich gegenseitig Vibratoren einführen. Männer lassen sich auch gern durch schöne Erotikfilme anregen. Zusehen kann eine prickelnde Ouvertüre vor dem eigentlichen Akt sein.

Und das mögen Männer nicht

- ER will keinen zerkratzten Rücken haben, denn das ist nur in billigen Sexfilmen erotisch. Wie der Vorgänger im Bett war und wie lange er konnte, ist ein absolutes No-

No. Vergleiche mit verflossenen Lovern verletzen nur. Es gibt weitere Tabuthemen. Dazu gehört auch das Kinderkriegen. ER will beim Sex keine Pläne über ein Leben mit dem Nachwuchs schmieden und von ihren fruchtbaren Tagen erfahren. Kinder haben im Ehebett nichts zu suchen. Auch dann nicht, wenn sie auf der Welt sind. Nur in Ausnahmefällen sollte die Tür zum elterlichen Schlafzimmer für die lieben Kleinen geöffnet sein.

* Männer wollen nicht raten, wie ihre Frauen es am liebsten mögen. SIE neigt häufig zu verschlüsselten Ansagen, und ER weiß nicht, was sie meint, wenn sie sagt: »Etwas weiter hinten.« Man muss sich ja nicht gleich in anatomischen Details verlieren und wie beim Frauenarzt medizinische Fachwörter verwenden: Nonverbale Kommunikation drückt häufig präziser aus, was Lust bereitet. Sie kann ihn führen, indem sie seine Hand nimmt und ihm ihre Lustpunkte zeigt.

* Fragen wie »Betrügst du mich?« oder »Liebst du mich noch?« hasst ER wie der Teufel das Weihwasser. Was soll er auch darauf antworten? Nachdem solche Fragen gestellt sind, ist eine Antwort ohnehin nicht mehr möglich. Sie glaubt ihm ja doch nicht, was er sagt.

Heute ist es leicht, das Ende der Ehe vor dem Scheidungsrichter zu vollziehen. Es gibt sicherlich triftige Gründe, sich zu trennen: physische und psychische Grausamkeit, Abhängigkeit von Drogen, Missbrauch, Verlust von Vertrauen und Unvereinbarkeiten im Zusammenleben gehören dazu. Ein unerfülltes Sexualleben sollte in der Aufzählung fehlen – und doch führt es nicht selten zu einer Dynamik, die in einem ungemütlichen Ein-Zimmer-Apartment in der City enden kann. Endstation Einsamkeit? So weit muss es wegen ein bisschen Sex nicht kommen! Es gibt Wege aus der sexuellen Wüste. Und auch der unauffällige Spießer hat es oft noch faustdick in der Hose. Der Mann im Ehemann muss manchmal einfach nur wiedererweckt werden. Nehmen Sie es doch selbst in die Hand ...!

4
Kind gekriegt oder *Mamas fesselt man nicht*

Was glauben Sie? Kann man(n) mit der Mutter seiner Kinder ausgefallene Sexspielchen machen? Man stelle sich vor, ER löst morgens die Fesseln am Bettpfosten, steigt aus den zerwühlten Laken, stolpert über eine Peitsche und setzt sich dann gemütlich mit der Frau an den Frühstückstisch, die er eben noch aufreizend »du geile Schlampe« genannt hat – und SIE schmiert die Schulbrote für die Kinder. Nein, nein: Das ist ganz unmöglich. Mamas fesselt man nicht. Da werden die meisten Väter zustimmen. Ist aus der begehrten Geliebten erst eine Mama geworden, wird es mit einem phantasievollen Sexualleben richtig schwierig.

Was die Sexualität angeht, bringen Schwangerschaft, Geburt und Babybetreuung eine Menge Irritationen in die Beziehung. Alle Frauen kennen die Geschichte von dem Schuft, der die Mutter seines werdenden Kindes während der Schwangerschaft ständig betrog. Der Busen der Frau wird etwas größer, ihr Verlangen etwas kleiner: Damit können Männer nicht so gut umgehen. Häufig tun Schwangeren die prallen Brüste weh. Sie spannen, und jede Art von Berührung ist mit Schmerzen verbunden. Dass der Körper einer

Frau während dieser Zeit der Veränderung Höchstleistungen vollbringt, ist beiden Partnern oft nicht klar.

Durch die hormonelle Umstellung kommt es nicht nur zu körperlichen Veränderungen. Auch die Seele muss mit und macht unter Umständen viel durch. SIE beschäftigt sich mit dem Kind, das in ihr wächst, ER fühlt sich bei dem Prozess leicht ausgeschlossen und kann mit den Ultraschallbildern anfangs eher wenig anfangen.

Schwangere haben oft andere sexuelle Bedürfnisse

Der Verkehr im heimischen Bett lässt nach und wird im Durchschnitt auf 1,5-mal pro Woche geschätzt. Das ist das Ergebnis einer Studie über Sex in der Schwangerschaft, die an der Berliner Charité durchgeführt wurde. In der frühen Schwangerschaft ziehen sich viele Frauen von ihrem Partner zurück. Das mag mit der »wunderbaren« Neuigkeit zusammenhängen, aber auch mit vermehrter Übelkeit und Müdigkeit. Die millionenfache Zellteilung in den ersten Wochen der Schwangerschaft erfordert vom Körper der Frau eine enorme Stoffwechselleistung. Schwangere sind sensibler, sehnen sich nach Streicheleinheiten und Zärtlichkeiten, verlangen Geborgenheit und Nähe vom Partner. Sie bauen ein enges Band zu dem werdenden Leben in ihrem Bauch auf. Dabei sind die Penetration, der Quickie zwischendurch und Schlampensex eher unerwünscht. Der eigentliche Akt steht nicht mehr so sehr im Mittelpunkt des Verlangens.

Männer können nur schwer nachvollziehen, was in einer schwangeren Frau vorgeht. Jetzt hilft nur Reden, denn leicht werden die Signale des anderen falsch gedeutet oder nicht wahrgenommen. Das führt auf beiden Seiten zu Enttäuschung und Frustration. Missverständnisse bauen sich immer weiter auf, es kommt gerade am Anfang einer Schwangerschaft nicht selten zu sexuellen Störungen. Zum Trost frustrierter Paare sei gesagt: Nach der zwölften Woche nehmen die Beschwerden häufig ab, und im zweiten Drittel der Schwangerschaft steigt das sexuelle Verlangen der Frau wieder an. Das Anschwellen der Scheide wird von vielen als sexuell stimulierend empfunden. Uta gesteht: »Ich habe mich zu keiner Zeit häufiger selbst befriedigt als während der Schwangerschaft.«

Viele Schwangere kommen beim Geschlechtsverkehr leichter und schneller zum Orgasmus. Mit wachsendem Bauch ist ein Stellungswechsel erforderlich: Von hinten beim Knien, von der Seite im Liegen in der Löffelchenstellung. Je nach der Größe des Kindes können immer neue Variationen ausprobiert werden.

Trotzdem scheinen guter Sex und Mamawerden nicht so richtig zusammenzupassen. Der Zustand ist für beide neu und die Angst oft groß, dass durch Papas Penis dem kleinen Fötus etwas zustoßen könnte. Die Sorge ist allerdings unbegründet, denn in der Gebärmutter ist das Baby so sicher wie in Abrahams Schoß. Viele Behauptungen in diesem Zusammenhang gehören in das Reich der Mythen und Legenden. Weder steigt beim Verkehr für das Kind die Gefahr einer Infektion (Aids und Geschlechtskrankheiten mal ausgenommen!) noch kann es durch den Orgasmus und Kontraktionen der Gebärmutter abgetrieben werden, und die Fruchtblase kann dadurch nicht platzen. Dass Sperma die Wehen fördert und Sex zu einer verfrühten Geburt führt, ist wissenschaftlich nicht bewiesen. Das kleine Wesen ist im Bauch gut geschützt, wenn Mama und Papa es miteinander treiben. Und wenn Mamas Körper nach dem Orgasmus

Glückshormone ausstößt, hat auch Baby was davon. Schwangerschaft kann allen Beteiligten durchaus Lust machen, denn der Beckenbereich der Frau ist dann besser durchblutet denn je, und der Hormonspiegel ist hoch.

Oh Gott, es hat schon wieder nicht geklappt

Doch bei manchen Paaren fängt das Problem schon sehr viel früher an: Guten Sex verbinden die wenigsten Männer mit Kinderkriegen und Familiengründung. Wilfried will keinesfalls falsch verstanden werden, denn das heikle Thema führt zwischen Uta und ihm auch heute noch – lange Zeit nach der Geburt ihrer Tochter Anna – zu Streitigkeiten. »Ich habe mir nichts sehnlicher gewünscht, als mit der Frau, die ich über alles liebe, eine Familie zu gründen. Ich wollte immer eigene Kinder haben: Das war mir schon sehr früh klar«, betont er immer wieder. Wilfried ist in einer »Jungens-Familie« aufgewachsen: »Ich habe drei Brüder, bei uns war immer was los in der Bude. Und so wollte ich auch später mit meiner eigenen Familie leben.«

Aber all das Drumherum, bevor es dann endlich geklappt hat, war für Wilfried absolut abtörnend. Entweder empfing Uta ihn euphorisch mit den Worten: »Duuuu, ich bin eine Woche drüber«, wenn er abends nichtsahnend von der Arbeit kam. Oder er wurde zwei Tage später von einer niedergeschlagenen Frau mit den Worten überfallen: »Oh Gott, Wilfried, ES hat schon wieder nicht geklappt.« All dieses Warten und Hoffen von einer Monatsblutung bis zur nächsten hat ihn damals aufgerieben. »Ich habe mich irgendwann wie ein Versager gefühlt«, erinnert sich Wilfried. »Wie einer, der es nicht mehr bringt.« Erwartungshaltung und Enttäuschung lösten sich von Zyklus zu Zyklus bei seiner Frau ab, und das Wechselbad der Gefühle wurde zu einer echten Belastung für die Beziehung. Als Uta dann noch anfing, Ratgeber über künstliche Befruchtung und medizinische Artikel über Zeugungsunfähigkeit zu lesen, zog Wilfried sich zurück und ging wieder häufiger mit seinen Kumpels auf Tour. »Irgendwann hatte ich echte Probleme«, sagt er. Uta informierte sich über In-vitro-Fertilisation. »Sie zwang mich in eine private Fortpflanzungspraxis und ließ mich in ein Glas wichsen, um sich künstlich befruchten zu lassen«, erinnert sich Wilfried mit Ekel und Abscheu. »Ich kam mir so erniedrigt vor: mit dem Pornoheftchen in der Kabine und dem Schwanz in meiner Hand.« Er hatte damals das Gefühl, für Uta nur noch als Samenspender zu fungieren.

Der Tiefpunkt war dann vor dem lang ersehnten Seychellen-Urlaub erreicht. Er hörte durch Zufall mit an, wie Uta gemeinsam mit Mutter und Schwiegermutter am Kaffeetisch über ihre fruchtbaren Tage während des Urlaubs diskutierte. Zum ersten Mal hatte Wilfried die Befürchtung: »Ich krieg nie wieder einen hoch!«

Aus Machos werden Mama-Männer

Doch dann war Uta endlich schwanger. »Es war ein unendliches Glücksgefühl für uns beide. All unsere Träume gingen mit der Geburt unserer Tochter in Erfüllung«, sagt Wilfried laut und fügt flüsternd hinzu: »Und von mir war eine große Last genommen.« Schon bevor die kleine Anna auf der Welt war, kümmerte sich Wilfried – wie viele moderne Väter es heute tun – rührend um seine Frau: »Ich war selbst ein bisschen schwanger«, sagt er lächelnd. Dass das wirklich zutrifft, haben Wissenschaftler erst vor einigen Jahren bei einer großangelegten Studie herausgefunden. An der

Memorial University of Newfoundland wurde Versuchspaaren vor und während der Schwangerschaft Blut abgenommen, um den Hormonspiegel zu messen. Die Ergebnisse waren selbst für die Wissenschaftler verblüffend: Nicht nur bei den Frauen hatten sich die Werte für relevante Hormone wie Cortisol, Prolaktin und Testosteron verändert. Auch die Männer zeigten auffällige Verschiebungen im Hormonspiegel. Selbst Prolaktin, das als »Milchhormon« gilt, weil es die Muttermilchproduktion stimuliert und die Drüsen anregt, konnte drei Wochen vor dem Geburtstermin im Blut der werdenden Väter nachgewiesen werden. Dafür war ihr »Männlichkeitshormon« Testosteron deutlich – und zwar um ein Drittel – gesunken.

Selbst aus Machos werden Mama-Männer, wenn ein Baby kommt. Je fürsorglicher sich die Väter verhalten, desto geringer ist der Testosteronspiegel im Blut. Wilfried amüsiert sich über die Ergebnisse der Studie und sagt: »Kein Wunder, ich bin ja auch zusammen mit Uta zur Schwangerschaftsgymnastik gegangen und habe dort mit ihr um die Wette gehechelt.« Es gibt sogar werdende Väter, die während der Schwangerschaft ihrer Frauen selbst an Gewicht zulegen und ein Bäuchlein bekommen. Stolz trug Wilfried in der Brieftasche die Ultraschallaufnahme mit sich herum, die das ungeborene Wesen mit dem Däumchen im Mund zeigt: »Sie nuckelt – man sieht es ganz deutlich!« Mit den ersten Aufnahmen konnte er nichts anfangen. Doch als der Gynäkologe dem Ehepaar bei den Ultraschallaufnahmen zeigte, wie die Kleine strampelt, im Bauch wie in einem Kokon schwimmt und Fruchtwasser trinkt, spürte er zum ersten Mal tiefe Vatergefühle.

»Unser Sexualleben war während dieser neun Monate etwas ganz Besonderes«, sagt Uta. »Wir waren sehr zärtlich miteinander und haben uns viel Zeit gelassen.« Kuscheln und sich gegenseitig streicheln und massieren wird in der Schwangerschaft wichtiger. »Wir haben uns quasi neu entdeckt und anders kennengelernt«, schwärmt Uta. »Wilfried war mein starker Beschützer und liebevoller Nestbauer.« Er strich das Kinderzimmer rosa, als feststand, dass es ein Mädchen wurde, baute eine Wiege mit Baldachin und freute sich über jeden Strampelanzug, den Uta einkaufte. Sie sagt: »Ich wusste, er wird der perfekte Vater für unser Kind sein.« Bei aller Fürsorge fand er den Körper seiner Frau jetzt besonders attraktiv. »Ich mochte diese Rundungen, den großen Busen und auch den Bauch besonders gern.«

Werdende Väter auf Abwegen

Die Rolle des werdenden Vaters ist leider nicht jedermanns Sache. Hinter vorgehaltener Hand tuschelten Kollegen über das Verhalten Claus-Michaels. Während seine Frau eine schwierige Schwangerschaft durchlitt, riskierte er in dieser Zeit sexueller Not gern den Blick ins Blüschen der Sekretärin und drückte sie hin und wieder voller Verlangen heimlich gegen den Aktenschrank. »Ich bin under-sext«, gestand er im Freundeskreis und entschuldigte damit das kleine Abenteuer. Damit ist der Manager keine Ausnahme: Werdende Väter gehen häufiger fremd, als sich werdende Mütter vorstellen können. Dafür gibt es viele Erklärungen: Die bevorstehende Verantwortung für eine Familie kann sehr belastend sein. Der Schritt vom Partypärchen zum Elternsein ist mit einer totalen Lebensumstellung verbunden. Das überfordert viele Männer. Sie flüchten in sexuelle Abenteuer, um ein Stückchen vermeintliche Freiheit zurückzuerobern.

»Ich musste Druck ablassen«, erklärt Claus-Michael seine Eskapaden später einem Therapeuten gegenüber. »Ich brauchte die Selbstbestätigung, die ich zu Hause nicht bekam.« Erst als das Kind da war, hatte er seinen Trieb wieder etwas unter Kontrolle. Vielleicht lag es auch daran, dass seine Frau plötzlich den Terminkalender des Managers kontrollierte, auf Abendveranstaltungen an seiner Seite blieb und ihn auf Dienstreisen begleitete. Mit Kind und Hund präsentierte sich das Ehepaar als ideale Familie, doch in Wahrheit war ihre Ehe an der Enthaltsamkeit in der Schwangerschaft zerbrochen.

Tendenz lustlos

Wilfried hingegen hatte nie das Bedürfnis, seine Frau zu betrügen. Selbstverständlich war er mit im Kreißsaal, als es so weit war. Er hielt Utas Hand, unterstützte sie, als die Wehen kamen, und wischte ihr die Schweißtropfen von der Stirn. »Ich habe mitgelitten und durfte dann unter strenger Aufsicht der Hebamme die Nabelschnur durchtrennen. Es war wunderbar. Wir haben beide vor Rührung und Dankbarkeit geweint.«

Babys bringen die Biochemie der Eltern gewaltig durcheinander. Gleich nach der Geburt wird der Körper der Mutter mit schmerzstillenden Endorphinen überflutet. Diese körpereigenen Opioide machen sie glücklich und ein bisschen high. Über die Muttermilch wird auch der Nachwuchs mit der Mama-Droge versorgt, und das emotionale Band zwischen Mutter und Kind festigt sich mit jedem Schlückchen Muttermilch. Stillende Mütter schütten dieses Glückshormon übrigens regelmäßig aus. Doch es gibt noch einen zweiten »Bindungsbotenstoff«: das Oxytozin. Es wird von

Endokrinologen als »Kuschelhormon« bezeichnet. Auch bei Vätern lässt sich ein gestiegener Oxytozinspiegel im Blut nachweisen, wenn sie mit ihrem Baby schmusen und es auf dem Arm tragen. »Unsere Beziehung ist damals noch intensiver geworden und in eine andere Dimension übergegangen«, erklären beide wie aus einem Mund. »Meine Liebe zu Uta ist weiter gewachsen und inniger geworden«, sagt Wilfried. »Ich habe selbst am meisten über diesen Zuwachs an Gefühlen gestaunt.«

Doch bei aller Liebe: Mit der Lust ging es auf einmal steil bergab. Sie drehten nachts häufig einander den Rücken zu, reagierten abweisend, und jeder schlief für sich auf seiner Bettseite allein ein. Diese Lustlosigkeit lässt sich zum Teil wiederum hormonell erklären. Bei stillenden Frauen ist es der Prolaktinspiegel, der die Lust dämpft. Und die Produktion des Macho-Hormons Testosteron lässt nach, wenn Väter ihrem Nachwuchs ganz nahe sind. Stress und all die vielen schlaflosen Nächte lassen den Testosteronspiegel weiter sinken. Für frischgebackene Papas gilt also ganz allgemein: Tendenz eher lustlos!

Babystress als Bedrohung

Alle Botenstoffe kreisen jetzt um das hilflose, schutzbedürftige Baby. Das hat Mutter Natur ganz gezielt so eingerichtet, denn rein entwicklungsgeschichtlich betrachtet führt die latente Lustlosigkeit zur festen Bindung an den Partner. Dieses Sexualverhalten soll die nachwachsende Generation schützen. Würden die Eltern jetzt hemmungslos der Lust frönen, käme das Baby sicher zu kurz.

Doch insgeheim sehen Männer in dem Kind auch eine Bedrohung und Konkurrenz um die Liebe der Frau. Das

Gefühl stellt die Beziehung ernsthaft auf die Probe. Wenn es um die Liebe seiner Frau geht, ist ER jetzt in die zweite Reihe gerückt. »Ich war manchmal fast eifersüchtig auf Anna – wie viel Liebe und Aufmerksamkeit sie von Uta bekam«, erinnert sich Wilfried. Er hingegen fühlte sich »beinahe verlassen«. Alles dreht sich um den Nachwuchs, und das Kind im Manne fühlt sich vernachlässigt. Die Mutterrolle der Frau macht Männern das Sexualleben oft schwer. Es scheint, als hätten sie ihre Geliebte verloren.

Irgendwann kann die Babyidylle auch nerven. Ist der Nachwuchs erst da, schlafen die Eltern kaum noch miteinander. »Wann denn auch?«, fragt Wilfried provozierend. Der Satz: »Jetzt nicht, Schatz – die Kleine kommt gleich«, hat ihm die Lust oft genug gründlich verdorben. »Es ging nur noch darum, ob unser Baby ein Bäuerchen gemacht hat, die Windeln wieder gewechselt werden müssen oder die Zähnchen schon durchkommen.« Über die Hälfte der Eltern erlebt die Zeit mit einem frisch geborenen Baby als sehr stressig. Standardfrage bei nächtlicher Babystörung: »Gehst du jetzt mal?« Diese Verhältnisse treiben den Macho im Manne nicht selten in die Arme einer anderen. Während die Mutter mit der Aufzucht des Nachwuchses beschäftigt ist, gehen die Steinzeitgene im Mann schon wieder auf die Jagd nach dem anderen Geschlecht.

Denn gerade das Erstgeborene stellt die Welt der jungen Eltern gehörig auf den Kopf. Das ist für manche Männer ein Schock, der zu impulsivem Fluchtverhalten führt. Das Cabrio mit den Liegesitzen für spontane Lustgefühle ist längst verkauft. Vor der Haustür parkt die praktische Familienkutsche mit viel Laderaum für Großeinkäufe. »In unserem Van werden die Sitze nur dann noch umgelegt, wenn wir nach dem Einkauf im Supermarkt keinen Platz mehr im

Kofferraum für den Kasten Mineralwasser und die Großpackung Pampers finden«, klagt Uta. Im Kühlschrank gibt es jede Menge süße Fruchtzwerge, aber keinen trockenen Frascati, und die Wohnung sieht aus wie ein Erlebnispark für Minimonster. Überall liegen vollgesabberte Nuckel, weichgelutschte Kekse und triefende Lätzchen. Es riecht nach Fencheltee und Gemüsebrei aus dem Gläschen. Wo früher die Tageszeitung lag, finden sich jetzt die Gutenachtgeschichten von Benjamin Blümchen. Und die Schlaf-mein-Prinzchen-Spieluhr baumelt gleich neben dem CD-Player von der Decke, während Omas Lernspielzeug unterm Couchtisch hin und her kullert. »Ich möchte mal wieder barfuß zum Klo gehen können, ohne auf Legosteine zu treten«, schimpft Wilfried. »Immer wenn ich mich im Bett umdrehe, quiekt mindestens ein Plastiktierchen auf.«

In der Wohnung junger Eltern sieht es oft aus wie im Kinderladen, und das ist alles andere als sexuell anregend. All die verführerischen Düfte sind aus dem Badezimmer verschwunden: Es riecht stattdessen nach Babyöl und Penatencreme. Im Badebereich dreht sich alles um Windeln, Wickeltisch und Wundpuder. Gleich neben dem Zahnputzbecher stand eines Morgens die Milchpumpe. »Der Anblick hat mich angewidert – da konnte ich einfach nicht an Sex denken«, sagt Wilfried.

Als Familie gewonnen, als Paar verloren

Lust und Liebemachen leiden ganz erheblich, wenn das Baby da ist. »Doch das Lachen unserer Kleinen hat uns die Abstinenz versüßt. Wir haben zwischendurch fast vergessen, dass wir auch sexuelle Wesen sind«, berichten beide einmütig. Alles kreiste monatelang um den Winzling: »Zuerst waren wir dankbar für ein paar Stunden Nachtschlaf und haben oft notgedrungen Anna in unser Bett geholt. Dann haben wir uns gefreut, dass sie lallend Vokale nachgeahmt hat und ohne fremde Hilfe sitzen konnte«, sagt Uta. Jedes »dada« und »baba« wurde von den Eltern wie ein Gedicht wiederholt und nachgeplappert, jede Rutsch- und Krabbelbewegung wie eine Goldmedaille im Bodenturnen gefeiert. Die emotionale Bindung ist in dem Zeitraum ganz enorm gewachsen: »Wir sind eine Familie! Und wir haben dieses Zusammengehörigkeitsgefühl auch ganz deutlich gespürt«, betont Uta und fügt traurig hinzu: »Doch als Paar haben wir uns verloren.« Wie begegnen sich Mutter und Vater sexuell? Auf einmal waren erotische Berührungen für beide eher peinlich, körperliche Nähe beinahe unangenehm. Fast scheu sind sie sich aus dem Weg gegangen.

Irgendwann ist Uta plötzlich bewusst geworden, dass auch mit ihr selbst eine Wandlung geschehen war. »Ich stand eines Tages vor dem großen Spiegel in der Diele und sah eine richtige Mama«, sagt sie selbstkritisch. Dicker geworden, die Haare zum praktischen Zopf nach hinten gebunden, sah sie ihrem Spiegelbild direkt in die Augen: Ihre Lippen waren trocken und spröde, die Wimpern nicht getuscht, die Augenbrauenhärchen wucherten wild, und ihre Beine waren nicht rasiert. Statt Push-up trug sie den praktischen Still-BH für 15 Euro. Die Fuck-me-Pumps mit den unvernünftig hohen Absätzen standen schon seit langer Zeit angestaubt in der Abstellkammer. Während der Schwangerschaft und nach der Geburt trug Uta vernünftigerweise Birkenstock statt Stöckelschuhe. Sie sagt selbst: »Ich war erschrocken über meinen Anblick und wusste, dass diese Frau dort im Spiegel das Sexualhormon Testosteron nicht in Wallung bringen kann.« Uta fühlte sich in ihrer eigenen Haut nicht mehr wohl. »Ich erkannte auf einmal die Gesichtszüge meiner eigenen Mutter im Spiegel: der Frau, die von ihrem Mann, meinem Vater, verlassen wurde, als ich erst fünf war.« Uta ist ganz ernst, als sie sagt: »Und ich konnte diesen Mann auf einmal sogar verstehen.« Doch welcher Weg führt aus der sexgefrusteten Ehesackgasse?

Kacka, dada und hapa-hapa

Die Gespräche des Paares drehten sich während dieser Zeit hauptsächlich um Dinge wie aufs Töpfchen gehen und Kacka machen, Zähnchen kriegen und Breichen warm halten. Wilfried und Uta sprachen zum Entsetzen ihrer Freunde nur noch von »Mama« und »Papa«, wenn sie sich meinten. »Papa, hol uns doch mal die Fotos von Anna!« Und manchmal fielen sie in die Dada-und-Baba-Babysprache, wenn sie miteinander redeten: »Hatu schon happa gemacht?« Bis eine gute Freundin nach einem gemeinsamen Abendessen zu Uta sagte: »Wenn ihr beide wieder normal sprechen könnt, ruf mich mal an, und ich komme dann irgendwann wieder vorbei.«

Wenn Uta heute daran denkt, sagt sie: »Wir waren im Babywahn.« Für sie ist ganz klar: »Ich weiß, ich habe Fehler gemacht. Ich bin in bequemen Schuhen und praktischer Schlabberhose für den Spielplatz herumgelaufen und habe mich nur noch geschminkt, wenn wir Besuch erwarteten.« Sie fühlte sich eine Zeitlang zusammen mit dem Baby »wie in eine wohlig warme Blase gehüllt und von der Außenwelt isoliert«.

Utas Welt bestand nur noch aus Kochen, Waschen und Windelwechseln. »Meine Mama-Hormone waren ausschließlich auf Kinderliebe eingestellt«, erinnert sie sich.

Alle Eltern kennen das nur zu gut: Ist der Nachwuchs erst da, gibt es keine Auszeit mehr. Die lieben Kleinen quengeln sich gern in den Mittelpunkt, wenn die Eltern mal etwas Zeit für sich brauchen. Die Gefahr der Babyherrschaft ist groß, denn Eltern lassen sich von den niedlichen Windelträgern leicht versklaven. Haben die Babymonster erst das Ehebett erobert, ist vollends Schluss mit lustig. Wer mag schon sexuellen Bedürfnissen freien Lauf lassen, wenn jeden Augenblick die Schlafzimmertür aufgehen und ein Zwerg hereinwackeln kann?

Gelingt es den Eltern jetzt nicht, energisch Grenzen zu ziehen und sich kinderfreie Liebeszonen zu erhalten, verkümmert guter Sex zur reinen Glückssache. Es kommt nicht selten vor, dass Kinder ihre Eltern gegeneinander ausspielen, um sich selbst Vorteile zu verschaffen. »Papa hat gesagt, ich darf bei euch schlafen!« Damit ist Mamas Ansage fürs Kinderbettchen natürlich hinfällig. »Lass sie doch!« Wie kleine Vampire können Kinder ihre Ernährer aussaugen – aber nur dann, wenn die Eltern es zulassen und sich dem Quengel-Diktat der Kinder unterwerfen.

Hinzu kommt, dass in dieser Zeit zwangsläufig jegliche Spontaneität verlorengeht. Schon ein Abend zu zweit, ein Kinobesuch oder das Essen mit Freunden muss wie eine Expedition an den Amazonas strategisch geplant und durchdacht werden. Kann der Babysitter an dem Tag, oder muss Schwiegermama eingeflogen werden? Sind genug Windeln im Haus? Funktionieren Babyphon und Notrufnummer zu Mamas Handy? Selbst als Organisationstalent ist man oft hilflos und verliert schnell den Spaß an einem so lange vorher geplanten »spontanen« Abend.

Irgendwann ist Mama dann zwar wieder empfänglich für Papas Reize, doch der hat in der Zwischenzeit alle Lust verloren. Die Geliebte von einst ist obendrein als Mutter zu einer Art Heiligen (und damit Unberührbaren) mutiert. »Natürlich liebe ich die Mutter meiner Kinder«, sagt Utas Mann. »Und wie! So sehr, dass ich nicht mehr mit ihr schlafen kann«, gesteht er. Warum? »Ich achte Uta mehr, als dass ich sie begehre. Ich liebe sie eben mehr mit dem Herzen als mit dem, was in meiner Hose ist.« Wilfried gehört zu den seltenen Exemplaren von Mann, die darüber reden. »Wenn Uta die Kleine auf den Topf setzt, anzieht und zum Aufessen des Frühstücks ermahnt, erkenne ich in ihr sogar meine eigene Mutter wieder. Und dann geht gar nix mehr.«

Dabei genießt er die Vaterrolle in vollen Zügen. Während seine Frau eher mit pflegerischen Aufgaben wie Wickeln, Baden, Cremen und Füttern vollauf beschäftigt ist, spielt Wilfried den Babyunterhalter. Er kann Grimassen schneiden und sich in ein Pferdchen verwandeln, auf dem Klein Anna durchs Wohnzimmer reitet. »Ich kann auch fauchen wie ein Löwe, brummen wie Petz der Bär und bellen wie der Hund von unserem Nachbarn.« Je älter Anna wird, desto mehr kann Papa mit ihr anfangen. Nur in den anstrengenden ersten Monaten nach der Geburt hatte Wilfried sich gern hinter Überstunden verschanzt und ist länger als nötig im Büro geblieben. Später wollte er unbedingt zu Hause sein, bevor Anna ins Bett musste und eingeschlafen war. »Ich bin in meiner Vaterrolle ganz und gar aufgegangen«, sagt er heute. »Wir haben sogar überlegt, ob ich eine Art Vaterschafts-Auszeit nehmen soll. Doch damit war mein Chef nicht einverstanden.« Wilfried empfand die Verantwortung nie als Last. »Ich wollte in alles einbezogen werden: Waldkindergarten oder katholische Einrichtung, zweisprachige Förderung oder frühkindlicher Musikunterricht – all das waren für mich wirklich zentrale Fragen.

Doch das hätte unsere Beziehung nicht bestimmen dürfen.«

Wie findet man aus der Ausschließlichkeit der Vater-Mutter-Rolle wieder hinaus und gelangt zurück auf den Weg zu einer gesunden Sexualität? Je länger die erotische Funkstille herrscht, umso schwieriger wird ein neuer Begegnungsprozess im Bett. Uta leidet still unter dieser Missachtung ihres weiblichen Körpers. Sie will heute nicht nur Mutter, sondern auch wieder ein sexuelles Wesen und eine Geliebte sein. Sie weiß, dass ihr Mann sie mit dem Herzen liebt, doch sie möchte auch körperlich begehrt werden. Gleichzeitig hat sie Angst vor der neuen Begegnung, vor Fehlern und Enttäuschung. Die spielerische Leichtigkeit, die sie in der Phase der Verliebtheit so genossen hat, ist den beiden mit der Elternschaft abhandengekommen. Es kränkt sie, dass Wilfried sie nicht mehr als Frau wahrnimmt.

Und er? Natürlich hat er sexuelle Gefühle. Und er liebt seine Frau – nie vorher war seine Liebe zu ihr größer. Doch beides lässt sich irgendwie nicht miteinander vereinen. Er nennt es den »Babylove-Blues« und verschafft sich mit Masturbation auf der Herrentoilette im Büro sexuelle Erleichterung. »Dabei fühle ich mich schäbig und unbefriedigt«, gesteht er seinem Therapeuten. Er sagt auch: »Der Totalitätsanspruch in unserer Beziehung hat die sexuelle Spannung abgetötet. Das Zuviel an Nähe, das ständige Einssein hat all meine Kraft gekostet. Sex mit Uta? Ich mag nicht mehr.«

Was ist geschehen? Beide sind verstummt und trauen sich nicht, das Problem zu verbalisieren. »Wenn ich ausspreche, was mich bedrückt, würde ich Uta ganz sicher verletzen.« Gleichzeitig hat Wilfried große Angst, seine Frau zu verlieren. »Ich bin wirklich treu«, versichert er. »Aber ich muss gestehen, dass mich andere Frauen anziehen und reizen.« Soll er schwach werden und die Sehnsüchte einfach ausleben? »Ich könnte mit einer Lüge nicht leben, aber ich möchte mal wieder so richtig guten, versauten, ungehemmten Sex. Und das geht mit der Mutter meiner kleinen Tochter nicht mehr!«

Ciao, amore?

Machen wir gemeinsam eine kleine Reise nach Rom. Und bitte, liebe Italiener: Fühlt euch jetzt nicht unnötig provoziert! Ihr wisst selbst am besten, dass dieses Exemplar Mann in eurem Land so häufig ist wie ein Caprifischer.

Wer einen solchen reichen Römer beobachtet, kann viel lernen. Nennen wir ihn Signore Gigoloso. Er ist wohlhabend, hat Manieren und ist in seiner Kaschmirmantel-Verkleidung auf den ersten Blick nicht als übler Macho zu erkennen. Aber er ist auch ein liebender Vater und verantwortungsbewusster Familienmensch. Signore Gigoloso ist der Erfinder des Drei-Frauen-Modells. Nur zwei haben Namen: Nennen wir sie »La Mama« und »La Donna«. Die Dritte im Bunde hat viele Namen. Sie steht auf der untersten Stufe und spielt im Leben von Signore Gigoloso keine gewichtige Rolle. Doch dazu später.

Reden wir zunächst über La Mama. Sie ist für Signore Gigoloso eine Heilige, seine ganz persönliche Mutter Maria und Gebärerin seiner Kinder. Sie ist die Herrscherin über Haus und Hof, Spaghetti kochende Göttin und Familienmatrone. La Mama ist und bleibt unantastbar, bis der Tod das italienische Paar scheidet. Sie ist quasi die direkte Nachfolgerin seiner leiblichen Mutter und damit losgelöst von spannender Sexualität jeglicher Art. Ein Quickie mit La Mama auf dem Rücksitz des Fiats? Undenkbar! Wenn es hochkommt, findet einmal im Monat die obligatorische Ehepflichterfüllung im heimischen Doppelbett statt: Licht aus, Penis raus und dann in der Missionarsstellung schnell-schnell, damit die Kinder nichts mitkriegen. La Mamas Schicksal: Sie fühlt sich unbefriedigt und als Frau wenig begehrt. Die klassischen Ks – Kinder, Küche und Kirche – müssen ihr genügen. Und sie hat gelernt, aus dieser Rolle eine gewisse Befriedigung zu ziehen. Vielleicht hat sie ja auch insgeheim eine klitzekleine Affäre, die ihr Herz erwärmt. Vielleicht ist es auch nur eine Schwärmerei – ganz gleich: Signore Gigoloso wird es nie erfahren.

Seine Nebenfrau heißt La Donna. Für feinste Fesselspiele, Lack-&-Leder-Erotik hat er die Frau, die seine Freunde leicht bewundernd seine Gucci-Geliebte getauft haben. La Donna ist jung, schlank und schreitet auf High Heels parkettsicher durchs Fünf-Sterne-Restaurant. Mit ihr geht Signore Gigoloso gern in die Oper und ins Theater. Er liebt es, sich mit La Donna zu zeigen. Im inneren Zirkel der Geschäftsfreunde darf die Geliebte selbstsicher auftrumpfen: mit Bildung und Busen – aber ohne Kinder! Sie ist die perfekte Mischung aus Körper und Verstand. Eine vorzeigbare Gespielin und fleischgewordene Trophäe, mit der er es allen männlichen Konkurrenten zeigt: »Seht her, was ich für ein toller Hecht bin.« Signore Gigoloso ist La Donna auf seine Weise sogar treu. Er redet von Liebe und Zukunft, meint es in erotisch-vertrauten Augenblicken vielleicht sogar ernst. Und sie hofft insgeheim, irgendwann den ersehnten Ring am Finger der rechten Hand zu tragen. Doch sie bekommt stattdessen goldene Armbänder und teure Seidentücher von Hermès, trinkt mit ihm Champagner und kauft mit seiner

Kreditkarte bei Gucci, Prada und Chanel ein. Zur Familie wird La Donna nie gehören.

Tja, und für den schmutzigen Rest, die Befriedigung fieser Bedürfnisse und Phantasien und den Quickie auf dem Parkplatz am Hafen, hat Signore Gigoloso auswechselbare Flittchen, die mit pornographischer Sicherheit und oft auch gegen Bezahlung seine animalischen Triebe befriedigen. Das Herz des Herrn werden sie nie erreichen, allenfalls seine Hose.

Was können wir von den Italienern lernen?

Alle Emanzen können sich sofort wieder beruhigen: Die Autorin propagiert keineswegs dieses männerfreundliche italienische Modell und den flotten Dreier in offenen Beziehungen. Ebenso liegt es ihr fern, alle deutschen Mütter als sexuelle Nieten in Schlabberhosen darzustellen. Außerdem sind nicht alle Männer im tiefsten Innern (genau gesagt: etwas weiter unten) ein Signore Gigoloso. Im wirklichen Leben braucht kein Mann drei Frauen, die mit ihm durchs Leben schreiten – die meisten würden das sogar als Stress empfinden. Die wichtigste Frage lautet doch: Stecken nicht in Wirklichkeit La Mama und La Donna und ein klitzekleines bisschen Hure in jedem Frauenkörper?

Und was ist mit »La Papa«? Natürlich lieben und verehren ihn alle Mütter. Doch als Frau wollen sie deshalb nicht auf den heißen Liebhaber und den fordernden Macho-Mann verzichten, der ihnen im Hausflur ins Ohr haucht: »Du, Mami, ich möchte dir zwischen den Stockwerken das Höschen ausziehen …!« Männer, die nur noch den Kinderwagen durch die Gegend schieben, mit Bauklötzchen bauen und für die lieben Kleinen die Schultasche tragen, büßen schnell an Sexappeal ein. Es ist wichtig, wieder aus der Papa- und Mama-Rolle hinauszuschlüpfen und als Paar gemeinsam auf eine neue Entdeckungsreise zu gehen. Wenn zwei Menschen sich lieben – und das sei hier vorausgesetzt –, gibt es Wege aus der Sexwüste. Diese Wege führen auch wieder zurück zur eigenen Person: weg vom ausschließlichen Mama- und Papasein, zurück zum Frau- und Mannsein.

Die Gratwanderung zwischen Heiliger und Hure, zwischen Mönch und Macho ist allerdings schwierig. Für Mama und Papa besteht die Gefahr, irgendwann eine Josephs-Ehe ohne Sex zu führen. Der Begriff bezieht sich auf die »reine« Beziehung zwischen Maria und Joseph, die für »unbefleckte Empfängnis« steht. Doch selbst in der Bibel gehört Sex zur Partnerschaft wie Adam zu Eva und Himmel zu Hölle.

Reisen im internationalen Schlaraffenland der Liebe

Vielleicht braucht man gerade als Eltern etwas Mut zum Stellungswechsel. Mit Bambi-Sex in der Missionarsstellung kommen Paare nicht wirklich lustvoll über Jahre miteinander aus. Haben Sie schon einmal seinen Penis in warmes Öl getaucht? Es ist für beide ein Hochgenuss. Sexexperten sprechen vom »Arabischen Bad«. Dringt der Mann nach dem Ölbad in die Frau ein, verbreitet er ein wohlig warmes Gefühl in der Scheide. Reisen Sie ein bisschen durchs internationale Schlaraffenland der Liebe. Bei einer »Chinesischen Schlittenfahrt« sitzt der Mann in der Hocke, der Po der Partnerin liegt auf seinen Oberschenkeln, während der Penis eindringt. In dieser Stellung wird der G-Punkt der Frau besonders intensiv stimuliert. Auf »Englisch« ist die

Einengung der Bewegung ein wesentliches Lustelement. Sperren Sie sich gemeinsam im Kleiderschrank ein, fesseln Sie den Partner am Bettpfosten oder binden Sie seine Hände zusammen. Obwohl es wie eine Vorstufe zu Sadomaso-Spielchen wirkt, sind die »englischen« Einschränkungen schmerzfrei. Bei dem Reiz der Sinne sind Hören, Tasten und Sehen besonders wichtig. Bei »französischen« Spielchen darf geleckt und gesaugt werden. Bilden Sie mit Ihrem Partner eine Neunundsechzig: Bei der 69-Stellung leckt der Mann die Frau und sie ihn. Intime Küsse müssen ja nicht gleich zum Mundfick führen, den die Briten übrigens als »Blowjob« bezeichnen.

Bei der »griechischen« Variante ist eine gute Gleitcreme hilfreich: Analverkehr (Experten sprechen von »a tergo«) kann Frauen Spaß machen, wenn der Partner sensibel vorgeht.

Sich dem anderen sexuell zu nähern hat viel mit dem eigenen Körpergefühl zu tun. Wer sich gut fühlt, kann auch im Bett gut sein und ist experimentierfreudig. Gegen Einfallslosigkeit und den immer gleichen Ablauf beim Sex hilft nur eines: Versuch macht klug!

Das deutsche Penis-Mittelmaß misst im erigierten Zustand stolze 14,7 Zentimeter und kann einer Frau durchaus Schmerzen zufügen. Schmerzen haben beim Sex nur dann eine Berechtigung, wenn sie Lust bereiten, doch das ist ein anderes Thema. In diesem Buch geht es nicht um Techniken, die Länge des Vorspiels und die Intensität des Orgasmus (diese Themen werden in anderen Ratgebern hinlänglich abgehandelt). Es geht um das Miteinander.

Unsere Sexreise geht weiter Richtung Osten. »Russisch« nennt man den Schenkelverkehr: Dabei befriedigt sich der Mann zwischen den Oberschenkeln der Frau. Eine Form der Empfängnisverhütung, die für beide sehr reizvoll sein kann. Unter »spanisch« versteht man Brustsex: Der Mann kommt zwischen den Brüsten der Frau zum Orgasmus. Bei einem kleinen Busen ist diese Form von Sex allerdings schwierig. Manche Männer mögen zwischen den Füßen der Frau kommen, manche Paare fahren auf die »Wiener Auster« ab. Dabei liegt sie auf dem Rücken und hat die Beine bis hinter ihren Kopf gestreckt. Er kann tiefer eindringen und verspürt dabei einen reizvollen Druck auf den Penis.

Die Welt der sexuellen Genüsse ist voller Überraschungen. Man kann sich gegenseitig viel Gutes tun. Kein Mann kann lange widerstehen, wenn seine Partnerin den Penis an der Wurzel packt und die Vorhaut straff zurückzieht. Es gibt zahlreiche Wege, einen Orgasmus zu verstärken. Die Prostata des Mannes lässt sich stimulieren, wenn Sie mit dem Finger oder einem Vibrator vorsichtig in den After eindringen und dann Richtung Bauch drücken. Das Organ ist etwa so groß wie ein Tischtennisball und wird kurz vor dem Orgasmus ganz hart. Auch der Hodensack kann ein Quell unendlicher Freude sein. Umfassen Sie ihn einfach mit der Hand, bewegen Sie die Haut leicht hin und her oder nehmen Sie ihn in den Mund. Das Ziehen am Hodensack stimuliert die Peniswurzel (die sich dort befindet, wo der Penis am Körper anfängt). Das weibliche Gegenstück ist der Kitzler. Der Rand links und rechts um den Kitzler herum ist besonders empfänglich für erotische Gefühle. Mit einem Vibrator kann man Kitzler und Scheideneingang perfekt stimulieren.

Durch die Anspannung der Beinmuskeln lässt sich der Orgasmus verstärken, aber auch beschleunigen, denn die Reizübertragung zum Rückenmark wird angeregt. Sogar über den großen Zeh kann man per Druck den sexuellen

Reiz erhöhen. Nehmen Sie den Zeh zwischen die Finger und drücken Sie leicht und lustvoll zu. Zehendruckmassagen kann man natürlich auch mit dem Mund machen. Sogar im englischen Königshaus war die profane Methode beliebt: Sarah Ferguson, Skandalnudel und Kurzzeitgattin von Prinz Andrew, ließ sich an den Zehen lutschen. Allerdings nicht von ihrem königlichen Mann, sondern von einem dahergelaufenen Millionär. Leider hat ein Fotograf das Lotterleben der Prinzessin am Pool aufgenommen. Das war das Ende der schrillen Ehe. Aber es ist davon auszugehen, dass die rothaarige Dame damals viel Spaß hatte.

Der Körper hat viele erogene Zonen: Nacken und Hals gehören ebenso dazu wie Rücken und Ohren. Zungenspielchen in diesen Regionen treiben die Empfindungen in ungeahnte Höhen. Ein wenig Schmerz kann dabei die Lust durchaus erhöhen. Flüssiges Kerzenwachs bereitet beim Auftreffen auf der Haut zunächst einen kurzen Schmerz, doch das Wachs kühlt sehr schnell ab; der im Grenzbereich des Unangenehmen liegende Reiz verwandelt sich in Wollust. Dieser Wechsel der Reize ist nicht nur bei SM-Spielchen beliebt. Lassen Sie sich heißes Wachs auf den Rücken tropfen, auf die Oberschenkel oder vielleicht sogar auf den Penis. Wachs hinterlässt weder Wunden noch Verbrennungen. Oder »quälen« Sie sich mit harmlosen kleinen Nadelstichen. Gehen Sie bei diesen Spielchen immer nur so weit, wie es Ihnen Lust bereitet und guttut.

Oder probieren Sie unterschiedliche Materialien aus: Die Oberflächenstruktur von Seide und Gummi, Lack und Leder törnt viele Menschen an. Kaufen Sie entsprechende Laken und beziehen Sie das Bett mit den Luststoffen. Oder tragen Sie enganliegende Reizwäsche. Neben dem erotischen Tragegefühl unterstreicht sie die verführerischen

Formen. Viele Männer finden es sexy, wenn Frauen lange Stiefel tragen, die übers Knie gehen. Ein Grund, warum Dominas ihre Machtspiele mit dieser Fußbekleidung unterstreichen.

Es gibt Liebesschaukeln, die ohne jede Kraftanstrengung das Eindringen erleichtern und zu einem schwingenden Lustobjekt in der Wohnung werden können. Fortgeschrittene bevorzugen sogenannte Slings: Sie sind aus Seilen oder Lederriemen und werden an der Decke befestigt. Man lässt sich kopfüber, auf dem Rücken oder mit gespreizten Beinen entspannt hängen und vom Partner verwöhnen. Auch Samenspiele machen Lust: Lassen Sie die geile Flüssigkeit genüsslich durch Ihre Hände gleiten oder aus dem Mund herauslaufen, oder verreiben Sie das Ejakulat auf dem Körper. Ganz gleich, was Sie treiben: Ob Sie Fesselspielchen ausprobieren wollen, Badespaß in der Wanne und unter der Dusche bevorzugen oder als Voyeur den Partner bei der Selbstbefriedigung beobachten, Sie müssen vor allem Ihren eigenen Körper lieben!

Liebe dich selbst, dann klappt's auch mit dem Partner

Ein Blick in den Spiegel kann ein Blick auf die eigene Rolle in der Beziehung sein: Gefalle ich mir noch? Oder bin ich nur noch Mama oder Papa? Spätestens dann wird es Zeit für einen Kurs in Selbstakzeptanz: Wie lerne ich, mich wieder selbst zu lieben? Und wie sich dann wieder trauen, Sex zu haben?

Uta mochte sich im ersten Jahr nach Annas Geburt selbst nicht mehr leiden. Sie fühlte sich nicht wohl in ihrer Haut. »Wenn ich in den Spiegel sah, blickte mich eine Frau an, die ich nicht mochte: aus der Form geraten, unattraktiv und schlampig.« Der Alltag mit Kindern ist fordernd und lässt nur wenig Raum für Schönheitspflege und Entspannung. Doch die sexuellen Gefühle sind nur verschüttet. Nach einer gewissen Schonzeit drängen sie wieder zum Vorschein. »Das Gefühl der Vernachlässigung machte sich erst ganz leicht bemerkbar«, sagt Uta. »Doch dann litt ich unter dieser Lustlosigkeit. Ich wollte von Wilfried wieder begehrt werden.« Sie versuchte abzunehmen, ging zum Sport und holte die Sommerkleidchen aus dem Schrank. »Doch er hat es nicht registriert.«

Uta hat Wilfrieds Erektionsschwierigkeiten in dieser Zeit als besonders tragisch erlebt, weil sie sich selbst unattraktiv fand und mit ihrer eigenen Körperlichkeit schwertat. »Ich konnte mich nicht mehr leiden – und infolgedessen konnte ich mich ihm auch nicht verführerisch nähern«, sagt sie. »Alle Frauen, die mir auf der Straße begegneten, sahen einfach besser und schlanker aus als ich.« Dieses kritische Selbstbild übertrug sie auf Wilfrieds Unlust. Dass er ihre überkritische Selbstwahrnehmung nicht teilte, konnte sie damals nicht sehen. Er sagt: »Ich fand Uta anziehend – aber ich habe mich nicht mehr getraut.« Das Problem der sexuellen Enthaltsamkeit zog sich wie ein tiefer Graben durch ihr Ehebett. »Irgendwann sind wir beide verstummt und haben unsere Bedürfnisse dem anderen verschwiegen.«

Die Erkenntnis war für beide bitter: Sie waren kein Paar mehr – sie waren nur noch Eltern. Was sie auch machten, es ging immer um das Kind. Alltagsabläufe folgen schnell einem starren Muster: Papa bringt den Müll runter, Mama macht den Brei warm. »Die festgefahrene Aufgabenteilung nahm uns jede Leichtigkeit: Von einem bestimmten Zeitpunkt an haben wir nur noch organisiert und funktioniert.« Zufrieden waren sie nicht. Immer häufiger gab es Streit aus nichtigen Anlässen. »Wir kreisten um blöde Probleme und verbohrten uns in unwichtige Alltagsdinge, bis wir einen Zustand der Lähmung erreicht hatten«, beschreibt Uta diese schwierige Zeit. »Es ging bei unseren Streitereien vordergründig um Belanglosigkeiten wie das unaufgeräumte Wohnzimmer, die Kekskrümel auf der Couch und verschwundene Tageszeitungen.« Sie stritten über die Farbe der Balkonpflanzen, als ob ihr Leben davon abhinge. Aber DAS Thema wurde tunlichst vermieden. Beide wichen Berührungen aus und empfanden die körperliche Nähe des Partners als unangenehm. »Ja, fast ein bisschen peinlich«, sagt Uta. »Ich hüllte mich nach dem Duschen in meinen dicksten Bademantel, damit er nur kein Stückchen Haut von mir zu sehen kriegte.« Obwohl sich jeder vom anderen als Sexualpartner abgelehnt fühlte, kreisten die Gespräche bis zur Absurdität um Nebensächlichkeiten. Damit die Probleme nicht eskalierten, hatten sie Strategien entwickelt, um die Konflikte zu umgehen und Auseinandersetzungen auszuweichen. Sie waren in einer gefährlichen Sackgasse gelandet.

Stellvertreterkriege

Eines Tages entlud sich der angestaute Sexfrust zum ersten Mal in Aggression. Uta hatte den Schlüssel in der Wohnung vergessen und die Tür von außen zugezogen. »Wie Idioten standen wir ausgesperrt im Hausflur.« Anna plärrte in der Wohnung, aber sie war noch zu klein, um die Tür zu öffnen. »Wilfried beschimpfte mich mit üblen Worten, schüttelte mich und stieß mich in seiner Wut gegen die Wand.« Aus einer Wunde auf der Stirn quoll Blut. Die Nachbarin von gegenüber wollte die Polizei rufen, um Uta zu helfen.

An diesem Punkt angelangt, wussten beide: Dieses Muster muss schnell durchbrochen werden. »Wir wollten ja nicht am Ende unserer Beziehung stehen, sondern den Weg zu einem neuen Anfang finden.« Wo anfangen?

Als besonders belastend empfanden beide, dass sie ihren Streit immer häufiger über Anna austrugen. Ein Spaziergang auf dem Deich vor den Toren Hamburgs ist beiden in Erinnerung geblieben. Anna stellte sich wieder einmal bockig: Sie wollte nicht an der Hand gehen, quengelte und führte sich auf wie eine Mini-Diva. »Das ist deine Erziehung«, sagte Wilfried in Situationen wie diesen immer. »Warum lässt du ihr den Willen nicht? Wie soll Anna selbständig werden?« Uta wollte, dass Anna auf sie hörte, wenn sie etwas sagte. Doch ihr Mann hob die Anweisungen, die seine Frau der Tochter gab, stets wieder auf. »Und so setzte unsere kleine Prinzessin immer ihren Willen durch.« Sie brauchte nur den Kopf seitlich zu legen, ihren Vater aus den hellblauen Augen anzuschauen und »biiiiitte« zu sagen. Doch an diesem Tag eskalierte die Situation. Anna riss sich los, rannte weg und stürzte schwer. Sie blutete an den Knien, hatte sich die Jacke zerrissen und schrie wie am Spieß. Doch die Eltern nahmen ihr Kind kaum wahr. »Wie kannst du nur annehmen, dass du mich im mindesten reizt?«, provozierte Wilfried seine Frau. »Guck dich doch mal an, du fette Schlampe – deine Mutter hat mit Mitte fünfzig mehr Sex-Appeal als du!« Uta nannte ihn einen »impotenten Vollversager«, warf ihm vor, dass er ES nicht mehr bringe, und brach in Tränen aus. Alle bitteren Gefühle, all der Frust der letzten Monate verschafften sich an diesem sonnigen Nachmittag im Mai Luft. Die angestauten Aggressionen brachen wie eine reife Eiterblase auf. Anna weinte und flehte: »Aufhören! Bitte aufhören!« In diesem

Augenblick wussten beide: Unsere Ehe und unser Familienglück stehen auf dem Spiel!

Therapeuten empfehlen in Situationen wie diesen zunächst einmal, die Negativität loszulassen. Paare verstricken sich häufig in endlose Diskussionen und Streitereien und sind in einer Eskalationsschleife gefangen, aus der es kein Entrinnen zu geben scheint. »Bitte, sei doch nicht wieder so stur!« – »Ich bin stur, weil du wieder schreist!« – »Ich schreie nur, weil du wieder so verdammt stur bist!« Man ereifert sich über Kleinigkeiten. Dabei geht es nicht um das Gesagte, sondern um das, was man tunlichst nicht anspricht. In diesem Fall die brachliegende Sexualität. Man führt lediglich Stellvertreterkriege, wenn man sich über offene Toilettendeckel und zerknüllte Badetücher aufregt.

Bei solchen unsinnigen Streitereien geht es häufig recht unfair zur Sache. Beleidigungen und Kränkungen wiegen schwer und schmerzen oft noch nach Jahren. Jedes Paar kennt den Vorwurf, der mit den Worten »Du hast damals zu mir gesagt …« beginnt. Das heißt nicht, dass man in einer Partnerschaft keine Kränkungen aushalten muss, doch verbale Verletzungen sollten nicht als Waffe gegen den anderen eingesetzt werden. Worte sind wie abgeschossene Pfeile: Man kann sie nicht wieder zurückholen. Sie schlagen oft tiefe Wunden, die lange schmerzen und nicht leicht heilen. Wenn man ständig am anderen herummäkelt und nörgelt, sich gegenseitig beleidigt und schlechtmacht, bleibt guter Sex ein Wunschtraum. Ein Mensch, der ständig von seinem Partner niedergemacht und abqualifiziert wird, kann sich als Sexualpartner nicht attraktiv fühlen und Lust entwickeln. Wenn es um Sexualität geht, sind wir als Mensch besonders verwundbar.

Statt sich gegenseitig mit Vorwürfen zu überschütten und Verletzungen zuzufügen, sollten Sie das Lachen wiederentdecken. Humor ist ein probates Heilmittel, wenn es um die Lockerung festbetonierter Paarstrukturen geht. Das heißt nicht, dass man sich über den Partner amüsiert oder ihn lächerlich macht, denn das ist wirklich nicht komisch! Im Gegenteil: Wie wäre es, wenn Sie einmal über sich selbst und Ihre eigenen eingefahrenen Verhaltensmuster lachen? In solchen Momenten lösen sich Spannungen wie von selbst in Wohlgefallen auf. Und wie heißt es so schön: Selbsterkenntnis ist der erste Weg zur Besserung! Nur Mut: Nehmen Sie sich selbst auf die Schippe und amüsieren Sie sich über Ihre eigenen Unzulänglichkeiten. Der Partner wird erleichtert sein und es Ihnen danken.

Um aus der Elternstarre zu erwachen, muss man raus aus der Routine. Auch ein Ortswechsel wirkt schon Wunder. Man darf nicht auf dem Hintern sitzen bleiben und vom Partner den ersten Schritt erwarten. Uta hat auf Anraten des Therapeuten die Initiative ergriffen. Sie nennt ihre Strategie: »Back to step one«, und ihr Plan ist aufgegangen. »Es klingt für Außenstehende vielleicht langweilig, aber irgendwann habe ich Wilfried dazu gebracht, mit mir an den Ort zurückzukehren, an dem alles angefangen hat: auf unsere Parkbank.« Leicht fröstelnd saßen sie da, waren beide zunächst schüchtern und unsicher. Doch dann ist plötzlich nach all der Zeit etwas Seltsames passiert: Der Zauber kehrte zurück. Uta roch sein wunderbar herbes Aftershave, das sie schon betört hatte, als beide frisch verliebt waren. Er bemerkte ihre schönen Beine in den dunklen Seidenstrümpfen und fühlte ihre zarten Hände, als Uta sich an ihn kuschelte. Die Wölbung ihrer Brüste unter dem weichen Kaschmirpullover erregte ihn.

»Wir waren fast scheu im Umgang miteinander«, sagt sie. »Aber auf einmal konnten wir uns wieder in den Arm nehmen, uns zärtlich küssen und wie Verliebte Hand in Hand nach Hause gehen, ohne die ganze Zeit an Anna zu denken.« Nach langer Zeit hatten die beiden an dem Abend wieder Sex.

Das eigentlich Erstaunliche an der Aktion war für beide, dass sie den anderen neu entdecken durften. Dafür muss man eine Weiterentwicklung der Beziehung akzeptieren und auch bei sich selbst eine Veränderung sehen. Dann kann man sich vom Partner wieder überraschen lassen. Max Frisch schrieb sinngemäß: Den anderen zu kennen ist das Ende der Liebe. Der Schlüssel zum Glück liegt darin, die Veränderung anzunehmen und als etwas Schönes zu begreifen. Gerade dann, wenn der Partner plötzlich vom alten Idealbild abweicht. Nur wenn man sich immer wieder neu begegnet, können Liebe und Sexualität wachsen. Denn beide Gefühle profitieren nicht nur von Intimität und Gemeinsamkeit, sondern gerade auch von den trennenden Unterschieden. Paare können nicht ständig »eins sein«, ohne ihre Identität zu verleugnen. Nur in der Phase der Verliebtheit hat man den Eindruck, man müsse verschmelzen. Dieser Zustand währt nicht ewig. Zweierbeziehungen gelingen dann am besten, wenn man dem anderen seine Individualität lässt.

Sie haben sich oft über seinen Sport geärgert? Dabei kann es sehr sexy sein, wenn Sie plötzlich feststellen, dass Ihr Partner auf dem See im Stadtpark Weltmeister im Rudern ist und alle anderen abhängt! Trennendes kann spannend sein und Pärchen wieder zusammenkitten. Sie haben über die Pokerabende gewettert? Gehen Sie mit und schauen Sie ihm zu, wie er die anderen austrickst und gewinnt. Ihr Yogakurs war Ihnen ein Buch mit sieben Siegeln? Sehen Sie nur, wie biegsam sie ist und wie geschickt sie ihre Beine verknoten kann.

Bei allem zurückgewonnenen Respekt vor dem anderen: Ein weiterer sehr wichtiger Schritt für eine erneute Annäherung ist die Rückkehr zum eigenen Selbst. Wer bei sich selbst in Frieden angekommen ist, bringt es auch in der Liebe weiter. »Nur mit Mühe fand ich zu mir als Individuum zurück«, sagt Uta. »Ich war ja völlig in der Familie und in meiner Rolle als Mutter aufgegangen.« Der innere Kritiker hatte sich ständig lautstark zu Wort gemeldet und sie als Frau niedergemacht. »Ich konnte mit mir und meinem Körper nicht mehr liebevoll umgehen«, beschreibt Uta die Phase der Selbstablehnung. Sie entdeckte nur Fehler an sich, wenn sie in den Spiegel sah. Ihr verzerrtes Selbstbild wurde durch das Frauenbild in den Medien noch verstärkt, die Frauen als ewig jung, gertenschlank und aufgestylt präsentieren und der Leserin eine Perfektion vorgaukeln, die es im realen Leben nicht gibt. »Ich fand mich fett und hässlich und nicht reizvoll genug«, sagt Uta. Wilfrieds Verhalten trug zu ihrem negativen Selbstbild noch bei. Als sie später einmal darüber sprachen, war er sehr erstaunt und betonte immer wieder: »Ich habe dich immer attraktiv gefunden; dein Aussehen hatte mit meinen Potenzproblemen nichts zu tun!« Und warum dann die Beleidigungen, die bösen Bemerkungen über ihren Körper? »Ich wollte dir weh tun, dich verletzen und demütigen«, gesteht er. »Denn auch ich habe mich unzureichend und minderwertig gefühlt.« Für Männer hängen Selbstbewusstsein und Potenz eng zusammen. Sie identifizieren sich viel stärker über ihre sexuelle Potenz als Frauen.

Erst als Uta auf Anraten eines Familientherapeuten wieder eigene Interessen verfolgte, kehrte ihr Selbstbewusstsein – das wichtige »Sich seiner selbst bewusst sein« – zurück. Es war für sie wie eine (Wieder-)Entdeckung. Anfangs traf sie sich nur gelegentlich mit Freundinnen in der Innenstadt. Es wurde geklatscht und getratscht und viel gelacht. »Wir hatten eine Regel, an die wir uns alle halten mussten. Die Regel lautete: Wir reden nicht über die Kinder!« Beim gemeinsamen Shopping wurde Uta bewusst, dass sie modemäßig auf dem Stand vor sechs Jahren stehengeblieben war. Sie bekam zum Geburtstag von den Freundinnen einen Wellness-Verwöhngutschein geschenkt und genoss das Schönheitsprogramm mit Massagen, Gesichtsbehandlung und Pediküre. »Wie nach einer langen, langen Reise kehrte ich in meinen Körper als Frau zurück«, sagt sie heute.

Dann nahm Uta sich den Freiraum, ihre alten Interessen neu zu beleben. »Ich holte meine Kendo-Ausrüstung vom Dachboden und nahm wieder Stunden bei einem japanischen Trainer. Auf diese Weise kam ich in meinem Innern an.« Die regelmäßige Bewegung tat ihr gut. Sie fühlte sich schon bald körperlich wieder wohl und attraktiv. »Da konnte ich auf einmal Wilfried wieder neu als Frau begegnen.« Die Negativspirale war gebrochen.

Legenden der Liebe

Gerade in längeren Beziehungen fallen wir häufig auf Legenden der Liebe herein, die uns in Form von romantischen Hollywoodfilmen oder in Klatschblättern vorgespielt werden. Wenn wir solche Liebeslegenden lange genug wie ein Mantra wiederholen, glauben wir irgendwann daran und fühlen uns als Versager, wenn wir diese Ideale nicht erreichen. Es wird uns überall und immer wieder suggeriert, dass Liebe und Sex eine Einheit sind, die immer funktionieren muss. Und zwar ganz selbstverständlich aus sich heraus und ohne unser Zutun! Das heißt im Umkehrschluss: Wenn es im Bett nicht mehr so doll klappt wie früher, wird sofort die ganze Beziehung – und damit die Liebe – in Frage gestellt. Es ist ein Irrglaube, dass Sex und Liebe eins sind. Oder lieben Sie Ihre rechte Hand, nur weil Sie sich ab und zu damit vergnügen? Dieser Irrglaube hat viele Beziehungen gefährdet und vernichtet. Gerade Frauen bringen den Geschlechtsakt gern mit einem Liebesbeweis in Verbindung, sie wünschen sich, dass der Boden bebt, wenn ER sie beglückt. Doch manchmal bedeutet Sex nichts dergleichen: Sex entspannt und bringt Erleichterung, tut gut wie ein warmes Bad und gibt neue Energie. Mit Liebe muss Sex nicht zwangsläufig etwas zu tun haben.

Auch der Häufigkeit sexueller Begegnungen wird viel zu viel Bedeutung beigemessen. Wie oft ist denn »normal«? Glaubt man den Medien, müssten wir alle permanent übereinander herfallen. Selbst Martin Luther hat sich dazu geäußert (»In der Woche zwier schadet weder dir noch ihr«). In allen Beziehungen, die länger als ein halbes Jahr dauern, gibt es Phasen, in denen zweimal pro Woche allenfalls ein Gutenachtkuss erfolgt. Was soll der Stress um die Häufigkeit des Austauschs von Körperflüssigkeiten? Liebevolle Gesten und lange Vorspiele gehören zu einer guten Beziehung ebenso wie der Quickie am Küchentisch und eine Zeit der Abstinenz. Beziehungen sind keine statischen Gebilde. Sie sind Veränderungen unterworfen, wachsen und erstarren und wachsen dann wieder. Es gibt Zeiten, da sind einfach andere Dinge angesagt: Das Kind ist krank, der Arbeitsplatz ist in Gefahr, die Mutter stirbt. Wer hat dann schon Bock auf Oralsex oder mag im Stringtanga und Tigerhöschen herumlaufen?

Die Überhöhung sexueller Begegnungen macht es uns nicht leicht. Wer sagt denn, dass Sex immer maximalen Spaß machen muss? Es gibt auch Phasen, da ist es weniger spannend und vielleicht im Gesamt-Ranking aller Höhepunkte weit unten angesiedelt. Der Alltag fordert seinen Tribut: Sie haben zwei Jobs, drei Kinder, eine Hypothek auf dem Haus und fahren ein altes Auto? Und da wundern Sie sich, dass die Libido leidet! Paare neigen zu ständigen Vergleichen: »Als wir damals nach Indien getrampt sind und am Strand miteinander geschlafen haben, war es sensationell!« Ja, gut, aber heute sind die meisten deutschen Paare nicht mehr in Indien, wenn sie Geschlechtsverkehr haben. Man kann sich immer neu erfinden, immer neue Spielarten ausprobieren, und es ist trotzdem nicht immer supermegageil. Haben Sie schon einmal daran gedacht, dass Ihre Freundin übertreibt, wenn sie mit ihren multiplen Orgasmen prahlt? Gewiss gibt es die – doch wie oft kommt es dazu?

Freiräume schaffen

Um wieder etwas Spannung in die Beziehung zu bringen, ohne gleich ein Ticket nach Goa zu buchen, braucht man Phantasie und ein wenig Spieltrieb. Sie sind doch erwachsen: Warum machen Sie es sich nicht schön? Trotz Kind! Schaffen Sie sich No-go-Zonen für den Nachwuchs. Im Ehebett haben Windeln, Quietscheentchen und Plätzchenkrümel nichts verloren. Ist die Tür zu, müssen die Kleinen draußen bleiben. Kinder akzeptieren Tabuzonen ohne Probleme, wenn es nicht ständig Ausnahmen gibt. Familiensinn ist eine schöne Sache, doch es gibt Grenzen.

Aber es ist hier nicht nur von Zimmern wie dem Schlafzimmer oder dem Hobbykeller die Rede. Auch Zeit-Räume, die den Eltern ganz allein gehören, sind wichtig für die Intimsphäre. Sie müssen als Eltern nicht immer für Ihr Kind verfügbar sein. Lassen Sie sich nicht vom Nachwuchs versklaven, denn dann kommen Ihre Bedürfnisse irgendwann vollends unter die Räder. Dabei geht es nicht nur um Sex. Sie wollen miteinander in Ruhe reden, Beethoven oder Britney Spears hören, lesen oder fernsehen? Lassen Sie sich nicht stören. Fängt Ihr Kind an, Sie als Paar gegeneinander auszuspielen, sollten Sie zusammenhalten und die Reihen schließen. »Papa hat gesagt, ich darf noch aufbleiben!« So kriegt man nie Ruhe. Nur Eltern, die Grenzen setzen, schaffen sich auch Freiheiten für die eigene Beziehung. Und Sie tun dem Kind damit nicht weh. Im Gegenteil: glückliche Eltern, glückliche Kinder!

Wilfried und Uta haben die kleine Anna anfangs in ihr Spiel mit einbezogen. »Wir haben uns heimlich gegen sie verbündet und sie liebevoll ausgetrickst«, erzählt das Paar. »Schon während der Gutenachtgeschichte haben wir uns heimlich Blicke zugeworfen und uns zärtlich berührt.« Dann spielten sie das Babysitterspiel. Das geht so: »Wir mussten gaaaaaaanz leise sein, damit Anna nicht aufwacht, und haben uns – quasi hinter ihrem Rücken – heimlich auf dem Fußboden vor dem Kinderzimmer geliebt. Wenn sie leise gequäkt hat, sind wir in der Babysitterrolle liebevoll auf sie eingegangen und haben uns dabei nacheinander verzehrt.« Annas quengelnde Unterbrechungen gaben dem Spiel einen zusätzlichen Reiz.

Uta und Wilfried haben ihre Leichtigkeit zurückgewonnen und wieder viel Spaß miteinander. Sie brauchten die Hilfe eines Paar- und Sexualtherapeuten. Es ist schwer, sich allein aus dem Wust von Missverständnissen, Verletzungen und Frustrationen herauszuarbeiten. Für sie waren Rollenspiele wie das Babysitterspiel ein Weg zurück ins Eheglück. »In der Phantasie waren wir ja jemand anderer – als Fremde konnte ich Wilfried wieder begegnen.« Natürlich sind Rollenspiele kein Allheilmittel bei Problemen in der Partnerschaft und nicht für jeden geeignet. Wenn einer in dem Zweipersonenstück nicht mitspielen will, ist der Vorhang noch nicht gefallen. Es muss ja nicht immer Theater sein: Auch ein erotisches Verwöhnprogramm bringt Abwechslung ins Sexualleben und kann mit einem sinnlichen Abendessen anfangen und im Schaumbad noch lange nicht aufhören. Inszenierungen sorgen für Stimmung und sind gut gegen 08/15-Sex.

Natürlich lässt sich auch mit dem Mund viel machen. Es ist jetzt nicht von Oralsex, sondern von schlichten, altmodischen Komplimenten und Aufmerksamkeiten die Rede. Wenn Männer wüssten, wie süchtig Frauen nach Liebesbeweisen und zärtlichen Worten sind. Schon ein selbstgepflücktes Sträußchen mit Wiesenblumen öffnet die Herzen. Es gibt viele Mamas, die nur am Muttertag mit Blumen verwöhnt werden. Warum eigentlich? Komplimente sind nicht das Vorrecht der Verliebten und nicht nur als Schmeicheleien bei der Werbung geeignet. Wir alle wollen etwas Nettes über uns hören. »Ich liebe Utas Ausstrahlung«, sagt Wilfried. »Und wenn ich es ihr sage, ist sie glücklich – und dann macht sie auch mich glücklich.«

Die rosarote Brille

Der liebevolle Blick auf die eigene Beziehung fällt vielen Paaren im Laufe der Jahre schwer. Sie sehen wie durch ein

Brennglas nur die negativen Dinge und werfen sich gegenseitig Enttäuschungen und Verletzungen vor. Sie sind mit Angriff und Verteidigung so beschäftigt, dass sie nichts Gutes mehr gelten lassen können. Auf vergiftetem Boden können sexuelle Gefühle nicht gedeihen. Psychologen haben festgestellt, dass glückliche Paare im Gegensatz dazu wirklich durch eine rosarote Brille blicken. Sie nennen das Phänomen »positive Illusion«. Unzufriedene Paare bewerten gemeinsame Erlebnisse eher negativ. Während sich das eine Pärchen beim Sonnenuntergang fröhlich zuprostet, ärgern sich die anderen vielleicht darüber, dass das Bier nicht richtig kalt ist, dass Mücken kommen und sich eine kleine dunkle Wolke für Sekunden vor die untergehende Sonne schiebt. Wer das Schöne gemeinsam mit dem Partner (und in ihm!) sehen kann, hat schon halb gewonnen. Warum nicht einfach mal gelassen bleiben und genießen.

Liebe Kinder, liebe Eltern: Bitte nicht stören!

Auch Kinder wollen sich von den Eltern abgrenzen. Meist ist es so, dass die Bindungsfesseln von den Eltern angelegt werden, weil sie nur schwer loslassen können und den Nachwuchs nicht freigeben wollen. Manchmal tragen sie sogar Partnerschaftskonflikte über den Nachwuchs aus und überfordern die Kinder mit ihren eigenen Problemen. Viele Familien gehen daran zugrunde, dass ständig Grenzen überschritten werden und den einzelnen Mitgliedern kein Freiraum gelassen wird. Man will einander kontrollieren und beherrschen.

Auch die lieben Großeltern können stören. Sie mischen sich gern in alles ein, wollen irgendwie immer dazugehören und lassen ihre erwachsenen Kinder nicht richtig los. Die

Distanzlosigkeit der Großeltern kann den Familienfrieden empfindlich stören und gefährden. Liebe braucht immer Grenzen, Weite und Freiwilligkeit, Respekt und Rücksichtnahme, Verständnis und Ehrlichkeit. Nur wenn ich den anderen als eigenständigen Menschen achte, kann ich mich auch an ihm erfreuen. Das gilt für jede Beziehung.

5
Geschieden oder *Bevor Sie zum Anwalt rennen*

Es gibt viele Gründe für ein Paar, sich zu trennen und die Beziehung für gescheitert zu erklären. Dazu gehören unfaire Vorwürfe und eisiges Schweigen, Schulden und Schuldgefühle, aber auch Selbstzweifel und unvereinbare Lebensmodelle. Man kann sich über die richtige Kindererziehung und die böse Schwiegermutter zerstreiten, wegen der Unordnung im Haushalt und ungemähter Rasenflächen ständig aneinandergeraten oder sich vom Partner eingeengt fühlen. Die einen leiden leise, die anderen werden laut und schreien ihren Frust raus. Bei körperlicher Gewalt und seelischen Grausamkeiten, die man einander zufügt, ist es oft wirklich besser, getrennte Wege zu gehen.

Doch Scheiden tut weh! Und wenn ein Paar sich ehrlich und aufrichtig liebt, sind die meisten Probleme irgendwie lösbar. Es gibt fast immer Wege aus der Ehesackgasse. Erst recht, wenn es sich um eine sexuelle Sackgasse handelt, in der einer von beiden (oft sind es beide) unbefriedigt zurückbleibt. Sexual- und Paartherapeuten helfen aus dieser Sackgasse heraus. Sie erforschen gemeinsam mit den Betroffenen, woher die Lustlosigkeit kommt, und nicht selten wird dadurch aus dem glimmenden Flämmchen wieder ein loderndes Feuer. Der erste Schritt auf dem Weg ist allerdings die Bereitschaft, einen Profi hinzuzuziehen und sich zu öffnen! Mit einer neutralen Person als Korrektiv kann es gelingen, den Partner wieder neu zu entdecken und eigene Wünsche zu äußern. Häufig lässt sich erst mit Hilfe Dritter die von vielen Paaren beklagte Sprachlosigkeit überwinden. Den Paar-Profis gelingt es oft, durch eine Wand von Vorwürfen hindurchzudringen. Sie stellen die richtigen Fragen und entwirren die Knoten aus gegenseitigen Beschuldigungen. Manchmal fangen längst vernarbte seelische Verletzungen im Gespräch wieder an zu bluten – nur um später wirkliche Heilung zu erfahren.

Reden statt schweigen

Frauen sind wesentlich eher bereit, sich einem Therapeuten anzuvertrauen. »Hans ging erst mit mir zur Therapie, als unsere Ehe vor dem Aus stand«, sagt Helga. Widerwillig saß er anfangs in einer Ecke des Beratungsraums und schwieg, während Helga ein Taschentuch nach dem anderen vollheulte und dem Therapeuten bereitwillig ihr Herz ausschüttete. »Er redet nicht mit mir«, sagte sie mit erstickter Stimme. »Ich darf raten, was er denkt und fühlt – er sagt nix.« Helga beklagt sich schon seit Jahren über ihren Mann, »den großen Schweiger«. Sie muss seine Gedanken lesen können. »Wenn du mich liebst, dann weißt du, was ich brauche«, lautet sein Totschlagargument. Drastisch und wenig einfühlsam gibt er ihr damit zu verstehen, dass alles nur an ihr liegt. Das Warten auf die Erfüllung geheimer Wünsche ist unfair dem Partner gegenüber und kann zu einer rasanten Abwärtsspirale der Gefühle führen.

Während Helga litt, hatte Hans sich längst im täglichen (oder besser gesagt nächtlichen) Trott eingerichtet und mit dem Stillstand in der Ehe abgefunden. Für ihn war es völlig normal, dass die Leidenschaft im Laufe der Jahre verlorengegangen war. Sein Schweigen rund um die Sexualität war für ihn risikofrei. Was hätte Helga gesagt, wenn er seine geheimen Wünsche nach Analverkehr geäußert hätte? Sich dem Ehepartner gegenüber zu outen ist nicht ungefährlich. Hans wollte sich die Peinlichkeit ersparen, abgewiesen zu werden. Aus falsch verstandener Rücksicht auf seine Frau hat er seinen Wunsch nicht geäußert. Er schwieg, weil er seine Ehe nicht gefährden wollte. Gleichzeitig fühlte er sich mit seinen Phantasien schmutzig und verdorben.

Wer seinem Partner sexuelle Bedürfnisse eingesteht, macht sich verletzbar. Unbekannte erotische Seiten unterstreichen die Verschiedenheit der Sexualpartner. Jetzt ist es wichtig zu vertrauen. Helga hätte einfach nein sagen können. Aber sie hat ja gesagt. Dass sein Rückzug im Bett und sein Schweigen von ihr als Kränkung aufgenommen wurden, hätte er nie für möglich gehalten. »Im Gegenteil: Ich wollte meine Frau doch nur vor einer vielleicht für sie unangenehmen Überraschung und damit vor Verletzung bewahren.« Wirklich? Die Angst vor Ablehnung und Zurückweisung ist auf beiden Seiten groß. Wir sind extrem verwundbar, wenn es um Sexualität geht. Das altmodische Wort »Hingabe« macht deutlich, wie »nackt« wir beim Geschlechtsverkehr sind, wie bloß unsere Seele vor dem anderen liegt. Der Wunsch nach Analverkehr war für Helga zunächst zwar irritierend, aber an eine Zurückweisung dachte sie gar nicht. Sie fühlte sich sofort mutig genug, es zu probieren. Auch Sexualpraktiken kann man gemeinsam entwickeln und dabei seine Grenzen erkunden. Zu jeder Veränderung, zu jedem Ausbruch aus der öden Routine gehört ein Anfang. Einer muss den ersten Schritt wagen und aktiv werden. Häufig klagen Paare darüber, dass der jeweils andere nichts unternimmt. Der Rat des Therapeuten lautet: Taten statt warten!

Erfüllende Sexualität ist ein immerwährendes Geben und Nehmen. Bei allem Feingefühl für den Partner darf man ruhig ein bisschen egoistisch sein. Nichts ist langweiliger als ein Partner, der wie ein Erfüllungsgehilfe funktioniert und devot wie ein Sklave alle Wünsche befriedigt (es sei denn, das gehört zum Spiel!). Aber Achtung: Rücksichtslosigkeit ist ein absolutes No-No. Schmerzen sind beim Sex nur dann zulässig, wenn sie allen Beteiligten Vergnügen bereiten.

In allen Beziehungen geht es auch um Macht. Und Sex hat viel mit Macht zu tun! Nicht nur, wenn es um die düstere Seite, um Vergewaltigung, geht. »Ich gebe oder ich verweigere dir etwas, was du von mir willst«, dieser Satz liegt in vielen Schlafzimmern unausgesprochen auf der Bettdecke. Unwillige Pflichterfüllung oder monotoner Routineablauf um des lieben Friedens willen macht Partner zu Bittstellern und ist eine ebenso verwerfliche Beleidigung der Liebe wie Erpressung. »Irgendwann konnte ich einfach nicht mehr – mein Penis hat mir nicht gehorcht«, sagt Hilmar. Er schiebt seine Erektionsstörungen auf den Druck, der unausgesprochen von seiner Frau ausgeht. »Wir lieben uns – ich will keine Trennung –, aber unsere Sexualität ist seit Jahren mausetot«, klagt er und beschreibt eine »Müdigkeit und Erschöpfung, die am Anfang unserer Beziehung undenkbar war«. Seine Frau Christine empfand die Erektionsstörungen als eine persönliche Beleidigung. »Irgendwann tauchte dann dieser andere Mann auf«, sagt sie. Mit ihm war alles einfach. Im Taumel der Verliebtheit gab es nichts Trennendes. »Wir waren neugierig aufeinander, gierig, leidenschaftlich und genossen unsere Körper. Da kam die prickelnde Heimlichtuerei noch wie ein Sahnehäubchen obendrauf!« Doch schon bald wurde Christine stutzig: »Wenn wir uns ausgelebt und ausgeliebt hatten, herrschte eine seltsame Funkstille. Ich wusste, der Mann ist nur was fürs Bett.«

Scheiden tut weh

Das Glück zu zweit soll halten bis ans Lebensende. Christine und Hilmar wollten zusammenbleiben, »bis der Tod uns scheidet«. Die Ehe sollte zur Heimat ihrer Herzen werden, zu einer idyllischen Insel in der brutalen Welt. »Draußen« herrschen Rezession und Rentenangst, Wirtschaftskrise und Wohlstandsabbau – »drinnen« gibt es endlich Sicherheit und Frieden, Vertrauen und Verständnis, Liebe und Leidenschaft. Die Sehnsucht nach einer engen Bindung, nach erfüllter Zweisamkeit und Nähe ist immer auch mit der Sehnsucht nach Sicherheit und Harmonie inmitten einer rauhen Welt verbunden. Leider ist das nicht die Realität. Auch Beziehungen sind Schlachtfelder, auf denen man sich gegenseitig verletzt und manchmal sogar tötet. Sex hat nicht selten mit Gewalt und Unterdrückung, Nötigung und Erpressung zu tun.

Es ist paradox: Die Mehrheit der Menschen glaubt an die große Liebe. Sie wollen DEN Mann oder DIE Frau fürs Leben finden. Mit überzogenem Idealismus gehen sie auf die Suche. Irgendwo da draußen muss das Wunderwesen doch sein, dieser Traum auf zwei Beinen, mit dem man sich Haus und Hund zulegen und eine Familie gründen will. Eine Zukunft zu zweit – das ist heute angesagt. Das in den neunziger Jahren des vorigen Jahrhunderts vielgepriesene Singledasein ist eher out. Einen One-Night-Stand kann heute jeder Hänger problemlos übers Internet buchen und sich am Telefon für einen Euro fünfzig die Minute einen runterholen lassen.

Aber den Menschen fürs Leben finden, dem Traum aller schlaflosen Nächte begegnen: Das scheint schwerer denn je zu sein. »Da findet man eher eine Goldmine auf der Sondermülldeponie«, sagt Lothar. Für ihn als Scheidungskind war es von Kindesbeinen an wichtig: »Wenn ich erst einmal ja gesagt habe, dann muss auch alles passen.« Dann sprach seine Frau Minu plötzlich von Scheidung. Für Lothar brach eine Welt zusammen. »Er hat mich immer auf ein Podest gestellt und idealisiert«, sagt sie. »Seinen Ansprüchen kann keine Frau genügen – ich am allerwenigsten!« Ist die Idealisierung des Partners am Anfang noch aufregend, verkennt man leicht die potenzielle Gefahr dahinter. Götter sind unfehlbar, menschliche Wesen hingegen haben Schwächen.

Trennen wollen sie sich dennoch nicht. »Die Angst vor Einsamkeit hing wie ein Leichentuch über den Trümmern unserer Ehe«, sagt Minu heute. Sie ist auf dem Balkan aufgewachsen, hat den Krieg in Sarajevo erlebt. »Lothar hat mich da rausgeholt.« Sie hat Angst vor Entwurzelung; er fürchtete, ohne seine Frau den Halt und das Zuhause zu verlieren. »Meine Arbeit fordert mich mehr, als ich mir anfangs zugestehen wollte. Ich kann kaum noch mithalten«, erklärt er später in der Therapiesitzung beim Eheberater. »Diese Dynamik im Beruf, dieses Konkurrenzdenken, dann die Existenzängste.« Mit der Rezession war die Angst vor dem Verlust des Arbeitsplatzes allgegenwärtig. Als der Chef die Verlagerung der Firma von München nach Berlin verkündete, wurde das Ehepaar aus der Bahn geworfen. Auch Minu arbeitet. »Wir brauchen beide Gehälter, denn unsere kleine Eigentumswohnung ist noch lange nicht abbezahlt.«

Die erzwungene Mobilität des Mannes, die ehefeindliche Verlagerung der Firma und die hochgesteckten Vorgaben des Vorstands – das alles überforderte Lothar. Außerdem litt er unter quälender Eifersucht. Minu ist eine schöne Frau, sie arbeitet in der Szenekneipe »Black Hole« hinter der Theke. Lothar quälen immer wieder Fragen der Eifersucht: Wer quatscht sie an, wenn ich nicht da bin? Wer lacht mit ihr, wer bringt sie nach Hause? Am Wochenende gab es Streit. Er unterstellte ihr, dass sie sich amüsiert, während er sich für die Finanzierung der Wohnung krummlegt. Ihre Kleider seien zu eng, die Röcke zu kurz, die Lippen zu grell geschminkt. »Wen willst du mit dem Piercing im Bauchnabel eigentlich anmachen?«, fragte er provozierend. Als sie schüchtern »dich« sagte, rastete er aus und schlug seine Frau zum ersten Mal. »Ich dachte, Minu macht sich über mich lustig«, gesteht er dem Therapeuten später.

Ihre zaghaften Annäherungsversuche hat Lothar oft übersehen. »Ich bin müde – die Woche war hart«, klagte er dann. Er wollte nicht diskutieren, keine Kneipengeschichten hören. Die Wünsche seiner jungen Frau nach Unterhaltung und Abwechslung, die Besuche von Freunden, die am Wochenende bis in die Morgenstunden blieben und feierten: Das alles war ihm einfach zu viel. Als dann im Bett überhaupt nichts mehr lief, fühlte er sich als »Vollversager«. Seine Eifersucht wuchs mit der Impotenz. Es kam immer häufiger zu heftigen Schreiszenen.

Als eines Tages sein Chef geschieden war, spitzte sich die Situation am Arbeitsplatz zu. »Dieser Mann kann nichts mit sich allein anfangen«, tuschelten die Kollegen. »Weil der Chef nach Feierabend nicht nach Hause in seine leere Wohnung gehen wollte, mussten seine Untergebenen die Hofnarren spielen. Er wollte von uns unterhalten werden«, berichtet Lothar. Jeden Abend dieselbe Frage: »Und, Lothar, gehen wir noch einen trinken?« Wenn er freitags früher nach Hause fliegen wollte, hieß es: »Das hier ist kein Halbtagsjob, mein Lieber. Ich muss mit dir noch die nächste Woche vorbesprechen.« Die Arbeit wurde für Lothar zum Ehefeind Nummer eins. Gleichzeitig lebte sein Chef ihm vor, was er am meisten fürchtete: die Scheidung mit anschließender Einsamkeit!

Zwar schwärmte sein Chef von der »Leichtigkeit des Lebens«, seit er wieder als Single auf die Piste ging, doch mit dem Ende der Geborgenheit nahte auch sein sozialer Abstieg. Er wurde vom Vorstandsvorsitzenden nicht mehr zum Grillabend eingeladen – früher hieß es: »Kommen Sie doch mit Ihrer Frau vorbei.« Mit der Scheidung hatte eine Art Ächtung auf Vorstandsebene eingesetzt. Lothar wusste instinktiv, dass der Mann log, wenn er mit seinen tollen Nächten und aufregenden Eroberungen prahlte. Das Schicksal seines Chefs schien ihm erbärmlich und steigerte seine Angst ins Unerträgliche, Minu zu verlieren.

Was beim Erklettern der Karriereleiter noch als Vorteil gilt, ist später auf der Führungsetage verpönt. Von Managern erwartet man heute soziale Kompetenz. In der Außenwahrnehmung gehört eine intakte Familie dazu. Auch wenn das Heile-Welt-Bild häufig Risse hat, wird auf Familienbindung mehr und mehr Wert gelegt. Singles in Führungspositionen werden immer seltener. Sie gelten als sozial labil und rastlos, einsam und emotional inkompetent. Was früher als ideale Lebensform für Karrieremenschen galt, erntet von einem gewissen Alter an nur mitleidige Blicke. Auch die Mediziner haben sich mit dem Leben als Single beschäftigt. Es scheint wissenschaftlich erwiesen zu sein, dass Krankheit und Tod früher ans Fenster klopfen, wenn man allein lebt. Als Risikofaktor läuft das Singledasein dem Rauchen und dem Mangel an Bewegung mittlerweile den Rang ab. Mit der Scheidung gehen häufig auch gemeinsame Freundschaften und soziale Bindungen in die Brüche. Das gewohnte Lebensumfeld löst sich auf. Da Frauen in der Regel eher Freundschaften pflegen als Männer, geselliger und offener sind, bleiben gemeinsame Freunde nach einer Scheidung nicht selten dem weiblichen Partner verbunden. Die Männer gehen bei der Verteilung sozialer Kontakte oft leer aus.

Trotz Angst vor der Einsamkeit ist die Scheidungsrate so hoch wie nie. Nach vier bis fünf Jahren sind die meisten Ehen heute am Ende. Mehr als ein Drittel aller Paare wird früher oder später geschieden. Fünf Jahre nach dem Jawort wurden Frauen befragt, ob sie ihre Männer noch einmal heiraten würden: Über fünfzig Prozent haben den Kopf geschüttelt. Eine traurige Bilanz!

Besonders Männern fällt es nach einer Scheidung oft schwer, sich mit der Trennung abzufinden und sich neu zu orientieren. Ein Teil heiratet gleich wieder und wiederholt die alten Fehler, ein anderer Teil wird zum Eigenbrötler oder lebt als Eremit. Während Frauen sich nach missglückter Ehe oft auf die Sinnsuche begeben, eine Therapie machen oder in esoterischen Gefilden die Erfüllung suchen, stürzen Männer schon mal als Messie ab, fangen an zu saufen, verbringen die Wochenenden ungewaschen mit der Fernbedienung in der Hand auf der Couch und futtern Pizza aus der Packung. Während Frauen häufig in der Beziehung unglücklich sind, leiden Männer, wenn sie allein sind.

Hausmannskost und Hausmannssex

Existieren harmonische Langzeitpartnerschaften mit erfüllendem Sexualleben wirklich nur in Liebesfilmen? »Man kann lieben, ohne sexuell erregt zu sein«, sagt Professor Dr. Kurt Starke, Soziologe, Sozialforscher und Sexualwissenschaftler an der Forschungsstelle Partner- und Sexualforschung Leipzig. »Für die meisten Menschen hat Sexualität in der festen Liebesbeziehung ihren idealen Platz.« Doch leider gibt es oft schon bald nach der Hochzeit Hausmannskost und Hausmannssex. Romantische Liebesfilme enden immer, bevor der öde Alltag beginnt. »Vergehen Liebe und Lust, dann hat die Ehe für Menschen, die gerade unter diesen Voraussetzungen geheiratet haben, ihren Sinn verloren«, so der Professor. Dauerbegehren und zügellose Leidenschaft vertragen sich nicht so gut mit Windelwechsel und der Hypothek auf dem Haus. Die Ehe als Intimgemeinschaft existiert jedoch nicht isoliert von einer befriedigenden Sexualität. Professor Starke entmystifiziert »den paradiesischen Flitterwochenzustand«, der sich ohnehin nicht lange aufrechterhalten lässt. Vielmehr sei eine grundsätzliche Übereinstimmung in der Beziehung notwendig. Sei diese nicht gegeben, nehme die Ehe meistens keinen guten Verlauf. Der gute Rat des Sexualwissenschaftlers lautet: »Partner, die sexuell überhaupt nicht zueinanderpassen, sollten – auch wenn sie sich sonst gut verstehen – gar nicht erst heiraten.« Denn mit sexuellen Konflikten würden sich bald auch andere einstellen.

Die in Film und Fernsehen dargestellte Leichtigkeit der Liebe ist eine perfekt ausgeleuchtete Illusion. In Wahrheit sind Liebesbeziehungen die älteste und aufwendigste Baustelle in der Geschichte der Menschheit. Tag und Nacht muss an dieser Baustelle gearbeitet werden. Das beste (Arbeits-)Mittel ist die Mitteilung der eigenen Wünsche. Techniken beim Sex sind nur ein Modul beim erfolgreichen Aufbau einer intakten Beziehung. Käme es nur auf die Technik und die Anatomie der Geschlechtsteile an, könnte das Internet mit seinen Anregungen die Scheidungsrate sicherlich nach unten korrigieren. Doch in unserer aufgeklärten Zeit geht es um viel mehr: um Freude am Körper, Humor und Spaß beim Liebemachen. Die Arbeit auf der Baustelle Beziehung lohnt sich! Therapeuten raten immer häufiger zur Aufrechterhaltung und aktiven Arbeit an einer Partnerschaft. Auch dann, wenn die glühende Leidenschaft der ersten Wochen längst erloschen ist.

Es ist nicht selten, dass die Wünsche des einen dem anderen nicht gefallen (oder ihm gar widerwärtig sind). Dann ist die Suche nach Kompromissen angesagt. Dabei sind Respekt voreinander und gegenseitige Achtung äußerst wichtig. Bleibt die Tendenz des Partners eher lustlos, ist der unbefriedigende Zustand nicht leicht zu beheben. Verführungskünste haben ihre Grenzen. Das erfahren frustrierte Frauen häufig, die auch mit Dessous und Strapsen nicht ans Ziel kommen. Sexuelle Lust lässt sich nicht durch Übergriffe erzwingen. Aktives Werben endet dort, wo ein Mensch sein Recht auf Unlust lebt. Wer seinen Partner als Körper missbraucht, ihn entwürdigt, indem er seine Gefühle missachtet, belastet die Beziehung.

Die Angst, nein zu sagen, führt zu absurden Situationen in der Partnerschaft. Es wird viel erduldet und gelitten in deutschen Betten: entweder unter Sexualpraktiken, die einem von beiden keinen Spaß bereiten, oder unter tödlicher Unlust. Wer nicht nein sagen kann, kann auch nie aus vollem Herzen ja sagen und wird immer wieder die Missachtung seiner persönlichen Grenze erfahren. Ideale Beziehungen sind ein ausgewogenes Spiel des Sichöffnens, Sichabgrenzens, Sichhingebens und Sich-wieder-Zurücknehmens. Erst wer die Grenzen des anderen akzeptiert, erreicht eine Nähe, die mit großem Vertrauen verbunden ist. Der Ausspruch: »Mir ist jemand zu nahe gekommen« zeigt, wie empfindlich wir auf die Überschreitung der eigenen Grenzen reagieren. Hinter einer Grenze beginnt ein Taburaum, in den auch der Partner nicht eindringen darf. Das mag zunächst ungewohnt sein, aber die Spannung zwischen dem Akzeptieren dieses privaten Innenraums und dem gelegentlichen bewussten Überspringen der unsichtbaren Linie kann sehr reizvoll sein.

Viele Menschen verstehen ein Nein als brutale Ablehnung ihrer Person. Und wer das Nein ausspricht, leidet anschließend unter einem schlechten Gewissen und hat Angst, den Erwartungen des Gegenübers nicht entsprochen und ihn enttäuscht zu haben. Mit dem Nein ist an dieser Stelle übrigens nicht nur die klare Absage bei sexuellen Wünschen gemeint. »Nein, ich mag jetzt nicht mit dir ausgehen – ich möchte allein (oder mit einer Freundin) etwas unternehmen.« Sätze wie dieser werden vom Partner häufig als Ablehnung seiner Person verstanden. Doch Abgrenzung ist keine Ablehnung: Vielmehr führt die Ehrlichkeit zu mehr

Klarheit. Paare klagen immer wieder über einen Mangel an Distanz. Der Psychotherapeut Hans Jellouschek spricht in solchen Fällen von »Ich-Erweiterung«. Dabei ermöglicht nur ein Sich-immer-wieder-Loslassen ein ausgeglichenes Miteinander und ein spannendes, lustvolles Wieder-aufeinander-Zugehen. Hocken Paare zu eng aufeinander, nimmt auch die Aggression zu, die wie ein Befreiungsschlag funktioniert und sich in verbaler, aber auch körperlicher Gewalt oder in sexueller Verweigerung äußert. Durch die Enge in Beziehungen können die Partner ihre Sexualität nicht mehr genießen. Ehen scheitern, weil der eine den anderen völlig vereinnahmt und mit ihm zu einer Einheit verschmelzen will. Die Fähigkeit zur freiwilligen Hingabe geht dabei leicht verloren. Der Balanceakt zwischen dem »Ich« und dem »Wir« ist für eine Beziehung überlebensnotwendig. Eine Dauerverschmelzung gibt es nicht. Zu viel »Wir« führt am Ende zum Tod der Beziehung. Liebe muss atmen: Wird sie erstickt, sterben die Gefühle füreinander einen langsamen Tod. Irgendwann bricht einer aus, entzieht sich durch Betrug oder Scheidung.

Leidenschaft mit Verfallsdatum

Ein ganz wesentlicher Grund für tiefe Enttäuschung in der Liebe ist die Überhöhung und Romantisierung dieses Gefühls. Niemals vorher in der Geschichte der Menschheit wurden Beziehungen so sexualisiert und romantisiert wie im 21. Jahrhundert. Dabei ist die Vorstellung von einer symbiotischen Beziehung mit ewiger Leidenschaft, die Suche nach dauerhafter Harmonie und Befriedigung ein Irrweg. Es gibt keine Glücksgarantie, keine Lebensversicherung fürs Lotterbett. Viele Paare konfrontieren ihre

Therapeuten mit einem überfrachteten Soll-Zustand, einem Traum, in dem die körperliche Anziehungskraft der Motor der Beziehung und damit das Wichtigste ist. Die fehlende Leidenschaft wird bei der Bestandsaufnahme des Ist-Zustands immer wieder als großer Mangel empfunden. Fragt man Psychologen, so erfährt man, dass in immer mehr Fällen gerade diese Sexualisierung der Ehe zu einer erhöhten Scheidungsrate führt. In einer Zeit, in der selbst Haftcremes für Zahnprothesen in der Fernsehwerbung zur besten Sendezeit über Sexualität verkauft werden (mit einem sich küssenden älteren Paar, von dem einer Gebissträger ist), kommt der Verlust der Lust in der Ehe einem Todesurteil für diese gleich. Die Medien versprechen immer und überall erotische Abenteuer. Dauerhafte Erregungszustände und Geschlechtsverkehr an jeder Straßenecke werden als Realität vermarktet und vom naiven Betrachter als solche akzeptiert. Dabei kommt schnell die Frage auf: Warum habe ich so wenig Sex? Warum vögelt ausgerechnet mein Mann nicht dreimal am Tag mit mir?

Dabei schleicht sich die Leidenschaft in den meisten Fällen schon nach Wochen und Monaten heimlich, still und leise aus dem Schlafzimmer davon. Die Lendenkraft ermattet bei aufkommender erotischer Routine. Dabei handelt es sich um einen völlig natürlichen Prozess. Das Verfallsdatum wilder Wollust haben Sexualforscher erkundet und festgestellt: Mit der Zeit vergeht der erotische Wahnsinn der ersten Wochen, ohne dass irgendjemand irgendetwas falsch gemacht hat. Es liegt einfach in der Natur der schönsten Sache der Welt: Erotik nimmt von selbst ab. Einfach so.

Ist auf Dauer zwangsläufig öder Bums statt prickelnde Leidenschaft zu erwarten, wenn sich zwei Menschen zu einem Paar vereinen? Dabei scheint es ein klassisches Dilemma zu geben: Während sexuelle Lust das Fremde und Aufregende will, will die Liebe Vertrauen und Sicherheit. Wie zum Teufel kann das zusammengehen? Bei aller Liebe: Man darf seinen sexuellen Frust in der Beziehung auf keinen Fall kultivieren. Es ist normal, dass Partner nicht zur gleichen Zeit das Gleiche empfinden. Übersättigung kann ein Grund für sexuelle Enthaltsamkeit sein. Es ist nicht die Norm, dass man in allen Lebenssituationen dauernd übereinander herfällt. Auch Ärger im Alltag törnt ab. Probleme wollen gelöst werden. Negative Veränderungen der Lebensumstände – Arbeitslosigkeit, Existenzängste, Krankheiten – beeinflussen das Sexualverhalten gravierend. Man kann nicht, wenn gerade das Selbstbewusstsein angeknackst ist, weil man seinen Job verloren hat. Eintönigkeit und Langeweile lassen sich phasenweise nicht vermeiden. Ohne neue Impulse, ohne neue Reize und Erlebnisse droht auf Dauer jedoch Gefahr. Wenn das Gesamtkunstwerk Ehe (beziehungsweise Partnerschaft) nicht stimmt, wird die Trennung oft als einzige Lösung gesehen.

Verliebt in die Liebe

Es gibt Frauen, die behaupten: »Fremdgehen hat meine Ehe gerettet!« Oft entstehen in einer Beziehung über den langen Zeitraum des Mangels hinweg unbefriedigte Sehnsüchte, die sich auf dem Gefühlskonto ansammeln. Und plötzlich kreuzt ein Liebhaber auf, der wie selbstverständlich alle Bedürfnisse erfüllen und befriedigen kann. »Stefan tauchte am Horizont auf wie ein Wasserverkäufer in der Wüste«, sagt Gisela. Sie schwärmt von ihrem Lover wie von dem Prinzen, der Dornröschen wach geküsst hat. »Es war so befreiend, endlich meine sexuellen Bedürfnisse ausleben zu können. Er hat mich wie eine Prinzessin verwöhnt, war höflich und zuvorkommend und hat mir immer wieder gesagt, wie erotisch er meinen Körper findet.« Stefan, stets verliebt in die Liebe, beherrscht das Spiel der Werbung wie ein Minnesänger im Mittelalter. Er verwöhnt Frauen mit Komplimenten, gibt den verliebten Narren, der sich verzehrt. »Er sagt Sachen, die mein Mann nicht mehr gesagt hat, seit wir verheiratet sind!« Stefans Ziel ist die Eroberung: In Dauerbeziehungen verlieren Männer wie er schnell die Lust aufs Lotterbett. Liebhaber sind perfekte Lückenbüßer in Zeiten mangelnder Männerkraft im heimischen Bettchen.

Kluge Frauen verschweigen ihre Seitensprünge, um die Ehe nicht zu gefährden. Ist das Ehebett erst so tot wie der Zentralfriedhof in Wien, können auch Latexstiefel und Strapse den Gatten nicht mehr richtig in Gang bringen, dann hilft oft nur eines: Beide einigen sich stillschweigend auf den kleinsten gemeinsamen Nenner, vollziehen die Ehe alle drei Monate in der Missionarsstellung und holen sich den geilen Rest irgendwo draußen in der freien Wildbahn. Viele Frauen tun es – und viele Männer ahnen es, doch sie schweigen. Würden sie reden, müssten sie sich mit dem Problem der eigenen Impotenz und mit ihrer Beziehung auseinandersetzen.

Also, Frauen, macht euch nicht so viele Gedanken! Wenn der Partner aus euch eine Nonne gemacht hat, ist der Seitensprung so legitim, wie abends vor dem Fernseher eine Portion Eiscreme zu naschen. (Nur dass der außereheliche Akt besser für die Hüften ist.) Wer sagt denn, dass eine kleine Affäre verboten ist? Männer protzen mit ihren außerehelichen Eroberungen und finden sich so richtig scharf, wenn sie es anderen Frauen besorgen. Auch wenn sie mit ihrem Thekengeschwätz nur andere Maulhelden neidisch machen wollen.

Der Liebhaber als Pantoffelheld

Doch Vorsicht: Das Sich-nicht-erwischen-Lassen ist nur eine Seite der Betrugsmedaille. Man sollte ebenso den Fehler vermeiden, den Lover gleich zur großen Liebe hochzustilisieren. Denn auch ein Latin Lover verwandelt sich schnell in den lendenschwachen Doppelgänger des Ehemanns, wenn er in ein Beziehungskorsett gezwungen wird. Fremdgehen kann zur Droge werden. Denn man hat automatisch die rosarote Brille auf und übersieht die Schlagschatten, die der Liebhaber wirft. Als Ehemann mutiert der vermeintliche Mr. Right schnell zum Hausmännchen, und Miss Right verliert ihren nymphomanen Nimbus, wenn sie Windeln wechselt und Zwiebeln für das Gulasch würfelt.

»Ich tat alles, um aus Roger einen reinen Familienmenschen zu machen«, gesteht Ellen. »Jetzt wäscht er das Geschirr ab, bringt brav den Müll runter und geht mit Kevin zum Spielplatz – aber im Bett läuft gar nichts mehr«, klagt sie. Roger war ihr nicht mehr männlich genug. Als auch noch eine Frau auf der Karriereleiter an Roger vorbeizog und statt seiner zur Abteilungsleiterin ernannt wurde, verlor Ellen endgültig die Lust an ihrem »Hausmännchen« und reichte die Scheidung ein.

Ein Einzelfall? Keineswegs! Frauen neigen dazu, in der Partnerschaft gerade die Gewohnheiten ihrer Männer abzulehnen, die sie anfangs geliebt haben. Er soll nicht mehr Motorrad fahren, keine Macho-Sprüche ablassen, im Sitzen pinkeln und sich gefälligst überall rasieren. Und schnell wird aus dem gierigen Sexprotz ein streichelnder Softie, der mit Blümchensex versucht, seine Frau zum Orgasmus zu kitzeln. Frauen müssen vorsichtig sein bei dem, was sie sich von Männern wünschen: Es könnte in Erfüllung gehen.

Wir leben in einer merkwürdigen Paarwelt: Männer haben Angst vor erfolgreichen Frauen, gehen Akademikerinnen aus dem Weg und fühlen sich attraktiven Karrierefrauen im Bett unterlegen, obwohl sie sie begehren. Und Frauen reden zwar oft vom verständnisvollen Softie, springen aber lieber mit einem Macho in die Federn. Es ist der Steinzeitmensch in uns, der auch unterm feinen Anzug und Kostüm durchschimmert. Auf der Suche nach dem guten Erbmaterial helfen körperliche Hinweise: So achten Frauen auf ein markantes Kinn, was für einen hohen Spiegel des männlichen Geschlechtshormons Testosteron im Blut spricht, auf symmetrische Gesichtszüge und auf die Körpergröße. Männer über eins achtzig haben größere Chancen bei der Damenwahl als kleine Kerlchen. Die großen Jungs hatten schon vor zehntausend Jahren den besseren Überblick, als die Hominidengruppe durch die Savanne zog.

Und der Steinzeitmensch im Mann? Er lässt seinen Taille-zu-Hüfte-Blick schweifen. Eine schmale Taille und breite Hüften bedeuten ein gebärfreudiges Becken und damit ein gutes Reproduktionsvermögen. Was wir noch heute als schön empfinden – volle Lippen und volles Haar, ein schmales Kinn und ein wohlgeformter Po sowie makellose glatte Haut –, deutet auf einen hohen Östrogenspiegel hin und signalisiert Fruchtbarkeit. Noch Fragen?

Diese Gene steuern und bestimmen die Menschen, seit sie vor Urzeiten von den Bäumen geklettert sind. Biologisch gesehen können Männer immer und überall ihren Samen verspritzen, ohne sich Gedanken um eine Schwangerschaft machen zu müssen. Sie können sich ohne Mühe unglaublich oft »vermehren«. So scheint es in ihrem Erbprogramm vorgesehen. Frauen hingegen müssen mit ihren Eizellen haushalten. Die neunmonatige Schwangerschaft ist anstrengend, die Geburt schmerzvoll und gefährlich. All diese Aspekte galten schon für Miss Neandertal. Die Entscheidung für den Vater ihrer Kinder musste sie sorgsam treffen. Frauen suchen unbewusst noch heute die richtigen Männer für ihren Nachwuchs aus. Dabei sind folgende Kriterien wichtig: Der Erzeuger soll möglichst gesund sein, der Ernährer materielle Sicherheit für die Aufzucht des Nachwuchses gewährleisten. Kinderkriegen ist ein kräftezehrender Prozess. Sind sie erst einmal auf der Welt, müssen die lieben Kleinen gesäugt und umsorgt werden. Es dauert Monate und Jahre, bis sie feste Nahrung zu sich nehmen und halbwegs eigenständig auf ihren Füßen stehen können. Frauen mussten seit Urzeiten viel Energie aufbringen, um die Fortpflanzung zu gewährleisten und die nächste Generation aufzuziehen. Die Kraft einer Frau reicht nur für wenige Kinder, während der Mann rein theoretisch mit wenig Aufwand und großer Samenverschwendung Hunderte von Kindern zeugen kann – was in Gesellschaften mit »Vielweiberei« durchaus üblich ist. Frauen sind bei der Partnerwahl wählerischer. Daran hat sich im Laufe der Jahrtausende wenig geändert.

Egoistische Gene

Auch Gefühle wie Eifersucht haben uralte Wurzeln. Es sind wieder die Erbanlagen in uns, die nicht gestatten, dass wir mit einem anderen Menschen intim werden, wenn wir schon anderweitig verbandelt sind. Unsere Gene sind egoistisch: Sie wollen sich verbreiten. Fremde Erbanlagen gehören energisch abgewehrt. Kommt ein »fremdes« Kind nach einem Seitensprung zur Welt, sieht der Partner seine eigenen Gene nicht verbreitet. Und es gibt gerade in der heutigen Zeit genug Gründe zur Eifersucht: Man mag es kaum glauben, doch schätzungsweise jedes zehnte Kind, das in Deutschland geboren wird, ist nicht von dem Mann gezeugt, der anschließend von ihm Papa genannt wird.

»Mama's baby, papa's maybe«, heißt es in England. Dort gibt es Gegenden, in denen schon jedes dritte Kind ein Kuckuckskind ist. Nagt der Zweifel erst am Manne, kann nur ein Vaterschaftstest Klarheit verschaffen. Fälle, in denen Männer heimlich Speichelproben ihrer Kinder entnommen haben, um sie ans Genlabor zu schicken, haben bereits die Gerichte in Deutschland beschäftigt.

Das Leid, das durch Untreue verursacht wird, hat schon viele Ehen zerstört. Doch handelt es sich bei sexuellem Betrug nicht nur um den Austausch von Körperflüssigkeit? Ist es nicht in Wahrheit viel schlimmer, einen geistigen, emotionalen Betrug zu begehen? Die bedingungslose Verschmelzung in der Partnerschaft, die »reine« Beziehung ist ein sehr hochgestecktes Ideal. Sex in der Ehe ist immer abhängig von sehr komplexen Zusammenhängen und wird von Therapeuten nie isoliert betrachtet. Störungen in der Beziehung wirken sich ebenso auf das sexuelle Glück aus wie die äußeren Lebensumstände der beiden Partner. Und dann entwickelt sich ein Kreislauf, der einen von ihnen in die Arme eines anderen treiben kann.

Mann will Masse, Frau will Klasse?

Der Urmensch in uns erwacht häufiger, als uns lieb ist: Es ist nachgewiesen, dass Frauen an ihren fruchtbaren Tagen besonders gern fremdgehen. Wissenschaftler haben dafür einen treffenden Begriff gewählt: Sie sprechen leicht ironisch vom »Gene-Shoppen«. Vielleicht hat der jüngere Lover ja die gesünderen Erbanlagen, während der ehelich verbriefte Vater das größere Vermögen angehäuft hat und damit als zahlender Ernährer die Versorgung des Nachwuchses am besten sichert? Es gibt Evolutionspsychologen, die behaupten, Frauen seien promisker als Männer. Gewiss, das gängige Klischee spricht dagegen. Doch dieses Klischee wird in einer von Männern beherrschten Medienwelt geprägt. Geht es ums Fremdgehen, sind die sonst so gesprächigen Frauen ihrem Partner gegenüber plötzlich verschwiegen. Und vom Standpunkt der Evolution aus betrachtet, ist das sogar klug: Wie sonst kann frau sicherstellen, dass sie von den besten Spermien befruchtet wird? Im Tierreich geht es da wesentlich lockerer zu: Es gibt Vogelarten, bei denen das Weibchen von vielen unterschiedlichen Männchen begattet wird. Auch in der Affenwelt ist frau nicht gerade zimperlich: Bonobo- und Schimpansenweibchen lassen sich gern von mehreren Männchen bespringen. Immerhin haben wir Menschen mit unseren promisken Verwandten, den Schimpansen, über 98 Prozent der Gene gemeinsam. Wer will sich da noch ernsthaft über Fremdgeher wundern?

Promiskuität geht beim Menschen häufig mit bestimmten Charakterzügen einher: Dazu gehören ein geringes Pflichtgefühl und ein Hang zur Extrovertiertheit. Doch auch tief im Innern eines Gigolos herrscht die Sehnsucht nach einer dauerhaften Beziehung vor. Müssen wir uns zwischen Promiskuität und Keuschheit entscheiden? Das ist nicht die Frage! Es geht mehr um die Befriedigung im kreuzbraven Mittelfeld. Treue und Enthaltsamkeit scheinen der Natur des Menschen zu widersprechen. Doch mit dem Mehrfachverkehr ist es auch nicht allzu weit her: Nach wissenschaftlichen Untersuchungen haben die Durchschnittsdeutschen nicht mehr als vier unterschiedliche Sexualpartner im Leben. Eine Emnid-Umfrage, die im Reader's Digest Magazin im November 2007 veröffentlicht wurde, ergab, dass jeder neunte Deutsche fremdgeht. Welcher Trieb treibt uns? Manchmal ist es Langeweile, manchmal nur die Angst, etwas zu versäumen. Vielleicht liegt das Selbstbewusstsein gerade ein wenig am Boden? Dann tut es gut, von einem anderen Wesen begehrt zu werden. Egoismus macht aus Menschen ewig Suchende. Und wenn der Partner keine Liebesschwüre mehr auf Lager hat, kommt der Lover gerade recht. Wichtig ist, zwischen Lug und Liebe zu unterscheiden. Sonst hetzt man von einem Lebensabschnittsgefährten zum nächsten. Wer immer geht, wenn es in der Ehe einmal schwierig wird, bleibt am Ende oft allein.

Eifersucht sucht mit Eifer nach dem Leid

Eifersucht ist manchmal völlig unbegründet. Sie kann tödlich für eine Beziehung werden, wenn der quälende Schmerz nicht zur Ruhe kommt und die Angst vor dem Verlust in ungerechten Vorwürfen, Aggression und hysterischen Ausbrüchen ausgelebt wird. Eifersucht ist manchmal die Folge eines mangelnden Selbstbewusstseins. Man fühlt sich vielleicht nicht attraktiv genug, vergleicht sich mit dem vorherigen Partner und idealisiert die Ex-Beziehung. Vielleicht, weil jener die erste große Liebe war, vielleicht, weil er vermögend und einflussreich war: Bruce litt unter der Vorstellung, seine Frau sei insgeheim zu ihrem ersten Mann zurückgekehrt. In seiner Phantasie sah er Dörte mit diesem Mann gerade die Sexualpraktiken ausüben, die Bruce so gern mit ihr probiert hätte. Ständig träumte er davon, wie dieser andere Mann seine Frau mit seinem Samen bespritzte und das Ejakulat dann mit den Fingern in ihre Vagina rieb. Er sah sie beide im Whirlpool des Grandhotels sitzen und im Geblubber der Wasserblasen Sex haben. Irgendwann glaubte Bruce fest daran, dass Dörte sich mit ihrem Ex heimlich traf. Er war von dem Gedanken geradezu besessen. Ohne äußeren Anlass unterstellte er seiner Frau, sie würde ihn auch mit anderen Männern betrügen. Er bespitzelte und kontrollierte sie, lauerte ihr auf und befragte Arbeitskolleginnen und Freundinnen wie ein Detektiv über die Gewohnheiten seiner Frau aus. Bruce führte genau Buch über Dörtes Bewegungen außer Haus. Er notierte, wann sie das Büro verließ, fuhr ihr heimlich hinterher und ließ sie schließlich sogar von einem Privatdetektiv beschatten. Als sie einmal etwas später von der Arbeit nach Hause kam, schlug er seine Frau und beschimpfte sie als »dauergeile Hure«. Seine Eifersucht war grundlos, denn Dörte hat ihren Mann nie hintergangen. Aber sein Verhalten, der Zwang, sie zu kontrollieren, seine unberechtigten Vorwürfe und Eifersuchtsausbrüche haben die Ehe schließlich zerstört.

Wege aus der Wüste

Sexuelle Störungen können auch körperliche Ursachen haben. Der Frauenkörper wird beim Gynäkologen zwar im Hinblick auf Gebärfähigkeit, Eisprung und Menstruationsbeschwerden untersucht und durchleuchtet, doch Funktionsstörungen im Genitalbereich, organische Erregungs- und Orgasmusstörungen bleiben meist außen vor. Eigenartigerweise ignorieren es viele Frauen, wenn mit ihrer Empfindung im vaginalen Bereich etwas nicht in Ordnung ist. Manchmal werden bei einem operativen Eingriff oder durch eine Verletzung die Nervenbahnen oder Blutgefäße rund um die Klitoris geschädigt. Das kann die Fähigkeit zu einer befriedigenden sexuellen Empfindung herabsetzen oder gar unmöglich machen. Knapp ein Viertel aller Frauen klagt über Orgasmusstörungen, viele kommen über eine bestimmte Schwelle der Erregung nicht hinaus. Es gibt heute Methoden, die organischen Ursachen solcher Störungen herauszufinden. Mit Hilfe der Doppelsonographie (einer Ultraschalltechnik) kann der Arzt erkennen, ob die Blutgefäße in den Schamlippen und in der Klitoris gesund sind. Die Durchblutung der Scheide sowie die Funktionstüchtigkeit der Nerven und ihre Reizempfänglichkeit lassen sich ebenfalls untersuchen.

Durchblutungsstörungen und ein Mangel an Hormonen können ebenso verantwortlich für dauernde Unlust sein wie ein ungeschickter Partner. Was die Einführung des Penis in die Scheide betrifft, wollen die meisten Männer nicht glauben, dass nach wissenschaftlichen Untersuchungen (Studien der International Society for the Study of Women's Sexual Health in Boston) bis zu 80 Prozent der Frauen durch Penetration nie zum Höhepunkt kommen. Eine verkrampfte Scheiden- und Beckenbodenmuskulatur löst manchmal sogar Schmerzen aus. Um die Scheide zu lockern und weiter zu öffnen, kann ein Dehnungsballon dienen, den sonst Schwangere zur Geburtsvorbereitung nutzen.

Bevor von körperlichen Problemen die Rede ist, vermuten die meisten Menschen, es liege am falschen Partner. Nicht wenige finden sich damit ab, dass sie keinen Spaß am Sex haben. Andere wiederum empfinden regelmäßig Schmerzen beim Geschlechtsverkehr und nehmen das klaglos in Kauf. Schmerzen können auch mit Trockenheit in der Scheide zusammenhängen, die vielleicht durch die Menopause, eine Hormonersatztherapie oder andere Medikamente ausgelöst werden. Beim Lesen der Beipackzettel von Medikamenten wird oft übersehen, dass die Last mit der Lust als Folge der Einnahme möglich ist. Man weiß heute, dass unter anderem Diabetes, Bluthochdruck, ein erhöhter Cholesterinspiegel und Depressionen sowie die Einnahme der Medikamente gegen diese Beschwerden bei Männern und Frauen zu einer Beeinträchtigung der Lust und zu Erektionsstörungen führen können. Auch Rauchen und Alkoholmissbrauch schädigen das Lustempfinden.

Die Bildung von Gleitflüssigkeit hängt eng mit der Durchblutung des Gewebes zusammen. Bei älteren Menschen nimmt die Durchblutung ab. Es gibt Medikamente, die hilfreich sind. Man (und frau) muss sich nur einem Arzt anvertrauen. Sexualhormone wie Testosteron können das Liebesleben wieder in Fahrt bringen. Das Hormon wird bei Frauen in den Eierstöcken und Nebennieren gebildet und geht in den Wechseljahren zurück. Testosteronpflaster können Abhilfe schaffen. Zuvor muss allerdings per Bluttest der Hormonspiegel bestimmt werden. Durchblutungssteigernde Medikamente wie Viagra, die normalerweise Männern mit Erektionsstörungen verschrieben werden, können auch bei Frauen die Lust steigern. Auch die Länge des Vorspiels entscheidet, ob genug Feuchtigkeit in der Scheide gebildet wird.

Es gibt eine Hormonsalbe, die dem Penis mehr Standfestigkeit verleiht. Denn nicht nur Frauen kommen in die Wechseljahre: Beim Mann ist vom »Klimakterium virile« die Rede, das bereits im Alter von vierzig Jahren einsetzen kann. Testosteron gibt den Endokrinologen noch viele Rätsel auf. Der männliche Antriebsstoff ist vom Tagesrhythmus abhängig: Morgens liegt die Latte hoch, während der Pegel gegen Abend abfällt. Warum das Hormon im Herbst ein jahreszeitliches Zwischenhoch einlegt, weiß bis heute niemand so genau. Vielleicht haben da ja wieder unsere Urahnen ihre Gene im Spiel? Kinder, die im Frühjahr geboren wurden, hatten früher bessere Überlebenschancen als Winterkinder, die in Zeiten des Mangels häufig an Unterernährung starben.

Dass Sexualhormone Männer fremdbestimmen, beweist schon der typische Blick in die Bluse der aufreizenden Sekretärin: Der Testosteronpegel schlägt aus und erreicht ungeahnte Höhen, die sich schnell in der Hose bemerkbar machen. Leider sinkt schon ziemlich bald nach der Hochzeit der Spiegel des männlichen Lusthormons. Macht SIE ihn eifersüchtig, schnellt der Pegel wieder hoch. Übrigens: Auch nach einer Scheidung geht es im Allgemeinen mit dem Testosteron wieder bergauf.

Wer jetzt glaubt, man könne Testosteron einfach schlucken wie Aspirin, der muss allerdings enttäuscht werden. Injektionen wirken nur wenige Wochen. Außerdem kann eine hohe Dosis die Leber schädigen. Es geht auch ohne Medikamente. Man kann es zum Beispiel mit einer kleinen Vakuumpumpe versuchen. Sie wird wie ein Saugnapf auf die Schamlippen gesetzt oder über den Penis gestülpt. Die Pumpe erzeugt einen Unterdruck, trainiert die feinen Blutgefäße und lässt das Blut genau dahin strömen, wo es die Schwellkörper in Wallung bringt. Auch durch Gymnastik kann man das Becken stärken, und schließlich lässt sich die Libido durch eine spezielle Kontraktionstechnik der Oberschenkelmuskulatur steigern.

Ein wirksames Mittel gegen Lustlosigkeit ist die gegenseitige Berührung. Den Körper des anderen zu erkunden erfordert Verständnis und Geduld. Sexualtherapeuten sind immer wieder überrascht, wie wenig Männer vom weiblichen Körper wissen und Frauen vom männlichen. Auch wenn sich beim gemeinsamen Liebesspiel einer der Partner selbst befriedigt, kann der andere viel über dessen Körper lernen.

Es gibt Sexualwissenschaftler, die behaupten, dass unsere Gesellschaft immer pornographischer wird und gerade dieser Trend die Lenden lahmlegt. Porno-Profis surfen im Internet auf weit über einer Million Websites, die angeblich sofortige Befriedigung verschaffen. Sie hocken vor dem Computer und holen sich schnell einen runter. Ist das auf Dauer nicht erniedrigend? Mit der Porno-Manie ist eine permanente Frustration verbunden, denn die scheinbar immerwährenden exotischen Gelüste lassen das »normale« Begehren irgendwann langweilig wirken. Dadurch baut sich ein enormer Leistungsdruck auf, dem kein Partner auf Dauer gewachsen ist. Auch die Ansprüche an sich selbst werden immer unrealistischer und lassen schließlich eine erfüllte Sexualität unmöglich werden. Schnell sind Frauen ungehalten über ihre Ehemänner: Denn die potenten Kerle im Pornofilm können immer und überall! Da werden Schwänze gelutscht, Brüste gequetscht und Vaginas wie am Fließband penetriert. Wenn am Ende des (Film-)Aktes niemand da ist, der einem die Triebabfuhr erteilt, bleibt nur die Selbstbefriedigung. Ein Pornofilmchen als Animation für Paare in Ehren: Doch exzessiv konsumierte Pornographie, die in Masturbation mündet, führt oft zu Dauerfrust.

Sex im Alter

Das Thema ist sensibel und bei vielen Menschen immer noch tabu. Zwei Körper, die sich vor Lust verzehren und vereinen, haben in unserer Vorstellung prall, attraktiv und vor allem jung zu sein. Menschen in reiferen Jahren wird Lust und ein erfülltes Intimleben noch heute einfach abgesprochen, Körperkontakt gilt auf einmal als unsittlich und peinlich. Ältere Menschen verstoßen gegen das allgemeine Rollenverständnis, wenn sie sich zu Liebe und Lust bekennen. Dass auch Großeltern Sex haben können, mögen sich die Enkel gar nicht erst vorstellen. Doch seit der heißdiskutierte Film »Wolke 9« im Sommer 2008 den Sex im Alter plötzlich zum Thema gemacht hat, ist es auch in der öffentlichen Wahrnehmung deutlicher geworden, dass Sexualität und Liebe in jedem Alter von Bedeutung sind. Der Zustand der Verliebtheit ist kein Privileg der Jugend. Erika und Paul haben sich beim Seniorentanz kennen- und lieben gelernt. Beide waren über siebzig. »Ich habe mich nach Paul verzehrt wie eine Achtzehnjährige«, sagt Erika. »Er konnte mit seiner Zunge Dinge machen, die mich geradewegs in den siebten Himmel geschossen haben – ich ging ab wie eine Rakete.«

Auch wenn die Häufigkeit abnehmen mag, das Bedürfnis nach Zärtlichkeit und Sex bleibt. Trotzdem verändert sich die Sexualität im Alter. Besonders bei Frauen bleibt die Erregbarkeit bis weit nach den Wechseljahren erhalten, während Männer häufiger über Potenzprobleme und damit verbunden über Durchhänger klagen. Doch Erektionsstörungen lassen sich behandeln. Man kann bis ins hohe Alter ein befriedigendes Sexualleben haben. Dazu gehört, dass man sich über Tabus hinwegsetzt und die Schamgefühle dem eigenen Körper gegenüber überwindet. Gerade Frauen leiden unter der Abwertung ihrer körperlichen Attraktivität und sehen sich im sexualisierten Alltag häufig mit beleidigenden Äußerungen konfrontiert. Da ist selbst in Frauenzeitungen von »welkem Fleisch« die Rede, der Körper wird in die »Problemzonen« Bauch, Beine, Po aufgeteilt, Falten werden als Makel angesehen. Ältere Frauen gelten in Zeiten des dominierenden Jugendkults als asexuell und werden durch das vorherrschende Schönheitsideal diskriminiert, aber auch durch Sprüche wie: »Frauen werden alt, Männer dagegen interessant.« Solche Vorurteile machen Angst vor der Lust. Leider sind Frauen auch im 21. Jahrhundert noch immer nicht emanzipiert, wenn es um die Erfüllung ihrer sexuellen Begierde geht.

Gewiss nimmt das sexuelle Verlangen mit dem Beginn der hormonellen Umstellung ab, dennoch sind Frauen in der Menopause ganz und gar nicht frei von Bedürfnissen. Frauen zwischen fünfzig und sechzig wünschen sich laut einer Umfrage mehrmals im Monat Sex. Leider entspricht der Wunsch meist nicht der tatsächlich gelebten Sexualität. Dabei muss ein erfülltes Sexualleben nicht auf den Geschlechtsakt reduziert sein, und auch ohne Orgasmus kann das Zusammensein als intensiv und schön erlebt werden. Gerade im Alter wird das Vorspiel immer wichtiger, denn es kann etwas länger dauern, bis es zu einer Erektion kommt. Hilfsmittel wie Viagra und Sexspielzeug sollten nicht verpönt sein. Frauen nach der Menopause brauchen häufig ein Gleitmittel. Auf der Suche nach den erogenen Zonen kann man den »alten« Partner neu entdecken und durch zärtliche Stimulation zum Orgasmus kommen. Übrigens: Ein Samenerguss ist auch in jungen Jahren kein Beweis dafür, dass der Mann wirklich zum Höchstgenuss gelangt ist.

Es gibt Studien, die belegen, dass sexuelle Aktivität Körper und Seele gesund hält. Menschen, die ihr Leben lang sexuell aktiv waren, sind es übrigens häufig auch im Alter. Ein Mangel an Sex im Alter muss nicht als Schicksal hingenommen werden. Es gibt heute nahezu für jedes Problem eine Lösung. Ärzte helfen mit unterstützenden Medikamenten. Wer als älterer Single auf die Suche geht, muss nicht verzweifeln. Es gibt im Internet Dating-Agenturen auch für Senioren. Lassen Sie sich den Spaß am Sex nicht durch das Geburtsdatum in Ihrem Personalausweis verderben.

Bevor Sie zum Scheidungsanwalt rennen

Beim Sex gibt es einige wenige Gebote, die unbedingt einzuhalten sind: Alles muss freiwillig geschehen, nichts darf weh tun (es sei denn, man steht darauf!). Außerdem sollte eine Reihe von Todsünden der Lust vermieden werden. Die Last mit der Lust füllt ganze Bibliotheken mit Ratgebern und klugen Büchern. Was wem wo wann und wie gefällt, ist so vielfältig wie die Menschen selbst. Nichts lässt sich verallgemeinern. Was für den einen als Anregung dient, ist für den anderen längst ein alter Hut oder völlig indiskutabel. Trotzdem hat die Autorin im Folgenden »Dos and Don'ts« zusammengetragen, die als Orientierungshilfe dienen sollen. Was Sie persönlich im Schlafzimmer, auf dem Küchentisch, im Fahrstuhl, im Büro unterm Schreibtisch oder unter Palmen daraus machen, bleibt natürlich Ihnen überlassen. Charakterliche Schattenseiten werden leider häufig beim Sex ausgelebt. Sie bleiben hier weitgehend unerwähnt. Auch Verbrechen wie Vergewaltigung, Missbrauch und Verletzungen anderer Art wurden ausgeklammert. Die schwarze Seite der Sexualität, die sich über Gewalt Befriedigung verschafft, ist ein pathologisches Problem. Dafür gibt es andere Bücher. Lassen Sie sich auf den folgenden Seiten inspirieren, um sich Lust zu bereiten.

★ *Mitgefühl bedeutet: mitfühlen*
Frauen gelten generell als emotionaler, Empathie wird ihnen eher zugeschrieben als Männern. Wieder spielt der biologische Unterschied im Gehirn der beiden Geschlechter eine Rolle. Das Sexualhormon Oxytozin sorgt dafür, dass Frauen die Gefühle ihres Gegenübers besser und schneller begreifen als Männer. Der Sensor für Gefühle hängt zwar an dem Hormon, trotzdem können auch Männer das Mitfühlen lernen. Versuchen Sie, sich in die Situation des anderen hineinzuversetzen. Stellen Sie sich vor, Sie liegen da entblößt auf dem Laken – und bekommen eine Abfuhr erteilt. Das ist nicht angenehm und schadet der Leidenschaft noch Wochen später, denn die Angst vor der Wiederholung sitzt tief. Einfühlungsvermögen ist eine komplexe Fähigkeit, aber fundamental wichtig für eine Partnerschaft.

★ *Bleiben Sie neugierig!*
Wer experimentierfreudig ist, hat mehr Spaß am Leben und an der Liebe. Vielleicht ist nicht jede neue Erfahrung eine Wiederholung wert, doch Versuch macht klug. Hinterher weiß man es besser. Und vielleicht sind ja noch Überraschungen im Bett drin?

★ *Schöne Aussichten*
High Heels in der Etagenwohnung? Warum nicht! Machen Sie sich schön füreinander. Eine Rasur ist nicht nur Männersache. Gepflegte Haut, voluminöse Haarpracht, ein zartes Make-up, ein Hauch von Parfüm und reizvolle Dessous bringen den Partner auf Touren. Im Kerzenlicht verschwinden kleine Fältchen. Überraschen Sie Ihren Partner doch

mal mit einem Striptease. Übrigens: Auch Männer können ihre Hüllen sexy fallen lassen und zeigen, was sie drauf haben! Immer mehr Frauen genießen strippende Boys auf ihren Junggesellinnen-Ausflügen auf der Reeperbahn in Hamburg. Nicht nur Männer mögen zuschauen und sich an schönen Körpern erfreuen.

★ *Heute schon gelobt?*
Wir sind alle Lob-Junkies. Jeder hört gern ein nettes Wort, ein Kompliment oder ein schlichtes »Danke!«. Sagen Sie Ihrem Partner, was Ihnen an ihm gefällt. »Du siehst umwerfend aus!« Der Satz tut nicht weh und macht den anderen glücklich. »Es ist traumhaft, wie du mich verwöhnst!« Beim Loben sind Lügen allerdings völlig fehl am Platz. Es sei denn, Sie sind ein verdammt geschickter Lügner! Übertreibungen bewirken leicht das Gegenteil: Der andere fühlt sich verarscht, wenn Sie aus kleinen Gefälligkeiten gleich eine große Oper machen.

★ *Sorgen Sie für Abwechslung!*
Erleben Sie gemeinsam Abenteuer, stürzen Sie sich in aufregende Erlebnisse, suchen Sie Abwechslung. Dann entdecken Sie Ihren Partner neu. Auch sexueller Appetit kommt beim Essen, und außer Haus schmeckt es oft besser! Ob im Zelt, auf einer Berghütte oder im Luxushotel: Überall schläft es sich anders. Aufregung regt auf und damit auch an. Lassen Sie sich mal wieder auf einem Parkplatz verführen. Der Quickie auf dem Rücksitz ist kein Vorrecht der Jugend. Sie müssen sich ja nicht gleich ausziehen: Rock hoch, Hose auf und schnell mal eben die Triebhaftigkeit ausleben.

★ *Massagen mit Mozart*
Eingehüllt in Orange-Vanille-Duft lösen sich Verspannungen aller Art auf. Führen Sie die Leidenschaft mit einem Verwöhnprogramm an der Nase herum. Düfte wirken aphrodisierend, stimulieren die Libido. Sandelholzöl betört die Sinne. Wenn angewärmtes Massageöl auf der Haut zerläuft und Ihre Finger damit über den Körper gleiten, erwachen die Sinne. Oder nehmen Sie einen Holzmassageroller und verwöhnen Sie den Partner vom Scheitel bis zur Fußsohle. Massieren Sie auch an ungewohnten Stellen. Unsere Kopfhaut ist für gewisse Reize sehr empfänglich. Schon für vier Euro gibt es Kopfkrauler, die ein bisschen an das Küchengerät erinnern, mit dem man Sahne steif schlägt. Sie erleben ungeahnte Freuden, wenn Ihr Partner Sie mit dem Kopfkrauler ein wenig durchbürstet, denn nicht nur dort oben werden dabei viele Nerven angeregt.

★ *Lachen für die Leidenschaft*
Heiterkeit und Humor vertreiben düstere Gedanken. Wer lacht, berührt das Herz des anderen. Gute Laune ist ansteckend und erotisch. Mies gelaunte Menschen bleiben oft ungeliebt zurück. Man will sich ja nicht jeden Spaß von Partykillern verderben lassen.

★ *Ab nach draußen!*
Gemeinsame Ausflüge und Bewegung in der Natur wirken Wunder. Wandern Sie durch die Wälder, suchen Sie nach einem Bett im Kornfeld oder mieten Sie sich in einer Wellness-Oase ein. Im Whirlpool ist schon so manchem Partner heiß geworden. Buchen Sie ein Hotel auf dem Land oder in einer aufregenden Stadt. Ein Tapetenwechsel erhöht die Spannung.

★ *Lassen Sie sich Zeit!*

No rush, no race: Keine Eile mit der Leidenschaft (es sei denn, es handelt sich um einen lustvollen Quickie)! Gefühle sind nicht auf Knopfdruck verfügbar. Wer beim Sex auf die Uhr guckt, muss Enttäuschungen einkalkulieren. Erst in entspannter Atmosphäre kann sich der Partner richtig gehenlassen. Halb so schnell ist meist doppelt so schön.

★ *Immer schön locker bleiben*

Sex ist kein Wettkampf, kein Schönheitswettbewerb, kein Leistungsnachweis und erst recht keine Pflichtveranstaltung. Druck hat beim intimen Miteinander nichts verloren. Machen Sie sich keinen Stress und schrauben Sie die Erwartungshaltung ein wenig herunter. Umso größer ist die Freude, wenn es dann so richtig heiß hergeht.

★ *Gehen Sie mal sexshoppen!*

Nur Mut: Warum nicht mal zusammen in einen Spielzeugladen für Erwachsene gehen? Sicher fällt Ihnen beim Anblick der verschiedenen Spielzeuge schnell ein, was Sie zu Hause mit Ihrem Partner ausprobieren möchten. Ästhetische Pornos kurbeln die Sexualhormone an. Es gibt weiche vibrierende Kunstzungen, die ekstatische Lustgefühle an den Schamlippen und der Klitoris hervorkitzeln (sie helfen dem Mann, der nicht selbst lecken mag), und massierende Lustkugeln, die der Mann seiner Partnerin in die Vagina einführen kann. Stecken Sie sein Glied einmal in eine Penismanschette. ER kann länger und erlebt völlig neue Lustgefühle. Haben Sie es schon einmal auf einem Lacklaken getrieben? Eine sündige Erfahrung! Im Laden der Lüste kann man Liebesschaukeln kaufen, Untersuchungsstühle bestellen, Handschellen und Fußfesseln erwerben. Das mag nicht jedermanns (oder jederfraus) Fall sein, doch verborgene Wünsche lassen sich im Spielzeugshop leichter aussprechen. Manche werden dort erst geweckt. Lack- und Lederdessous sind vielleicht erst der Anfang. Sie können auch mal mit der Webcam ins Bett gehen und Ihren eigenen Pornostreifen produzieren.

★ *In der Küche kann es heiß hergehen*

Unterbrechen Sie Ihre Diät, denn Lust und Leckereien gehören zusammen. Kochen Sie gemeinsam ein Liebesmahl. Chili macht wirklich scharf! Das haben Wissenschaftler herausgefunden. Denn das Gewürz enthält Capsaicin, was die Durchblutung an entsprechender Stelle fördert. Nüsse und Maiskeimöl sind durch ihren Linolsäuregehalt gut für den Hormonstoffwechsel. Ein bisschen geriebene Muskatnuss stimuliert die Libido, Vanilleschoten wirken angeblich wie die Botenstoffe der Liebe, die Pheromone, anregend. Weißdorntee, Ginseng und der Saft der Acerolakirsche sollen für Kraft in den Lenden und ein stärkeres Durchhaltevermögen sorgen. Andere wieder schwören auf Champagner aus dem Bauchnabel! Der erste Satz im Rezept für das Liebesmahl lautet: Man nehme ein Glas Wein und schütte es in den Koch. Ganz gleich, ob die Ernährungsexperten mit ihren Ratschlägen recht behalten oder nicht: Entscheidend ist, dass gemeinsames Kochen Spaß macht und die Begierde steigert. Das Essen selbst ist Nebensache: Lassen Sie es für ein heißes Nümmerchen ruhig kalt werden.

★ *Obszön ist schön*

Sagen Sie mal richtig versaute Sachen zu Ihrem »geilen Ficker«, lassen Sie sich »die Muschi lecken«, den »Schwanz reinstecken« und so richtig »durchbumsen«. Dirty Talk darf allerdings nicht mit billigen Beleidigungen verwechselt werden. Alles, was den anderen verbal verletzen kann, behalten Sie bitte für sich!

★ *Einschäumen und rasieren*

Wer oral verwöhnt werden möchte, sollte die Haare im Schambereich stutzen oder sogar ganz entfernen (es sei denn, der Partner steht auf haarige Erlebnisse). Sich gegenseitig im Intimbereich rasieren kann Spaß machen. Machen Sie ein erotisches Spielchen daraus.

★ *Musik, bitte!*

Doch Vorsicht, die falsche CD kann genau das Gegenteil bewirken. Heino, die Regensburger Domspatzen und Maria Hellwig gehören eher nicht ins Bett. Und wer steht schon auf Hardrock, wenn es um die Liebe geht? Doch auch bei der Wahl der Musik gibt es keine starren Regeln – alles ist Geschmackssache. Kommen Sie bei Wagners Walküre, Bachs Orgelkonzert oder »Guns N' Roses« erst richtig in Fahrt, dann lassen Sie die Klassiker laufen oder die E-Gitarren jaulen.

★ *Stöhnen, bis der Arzt kommt*

»Jaaaaaa, mmmmhh, sooo, fester ...!« Bitte lassen Sie beim Sex von sich hören. Das macht den Partner erst richtig wild. Es ist eine verbale Bestätigung dafür, dass Ihnen gefällt, was er (oder sie) gerade tut. Wie man einen Orgasmus geräuschvoll vortäuscht, beherrschen die meisten Frauen. Wie laut Sie werden dürfen, entscheidet nicht der Nachbar von nebenan: Deutsche Gerichte haben Liebesgeräusche beim Beischlaf ausdrücklich für rechtens erklärt. Es sei denn, Sie üben den Beruf einer Prostituierten aus. Dann kann es Ärger mit den Nachbarn geben. Auf wüste Schreierei stehen allerdings die wenigsten Partner.

★ *No Smoking*

Alkohol und Kippen törnen den anderen fast immer ab. Außerdem ist Sucht schädlich für die Liebe. Wie Übergewicht lähmen auch Zigaretten und übermäßiger Alkoholkonsum die Lenden. Saufen ist ein weitverbreiteter Liebestöter. Doch ein Gläschen in Ehren ist im Allgemeinen durchaus erwünscht. Es macht locker, entspannt und hebt die Stimmung.

★ *Licht an, Licht aus*

Immer bei Licht ist langweilig. Warum machen Sie es zur Abwechslung nicht mal im Dunkeln? Dann sind die Sinne nur auf Fühlen ausgerichtet. Sie erleben plötzlich den Hautkontakt, die streichelnde Hand, den erigierten Penis und die aufgestellten Brustwarzen wesentlich intensiver als bei Licht. Wenn Sie es allerdings dauernd im Dunkeln treiben, sollten Sie mal den Lichtschalter betätigen und Ihre Augen lustvoll schweifen lassen. Kerzen ergeben übrigens einen tollen Effekt. Auch wenn der Tipp schon unzählige Male in allen Frauenzeitungen Deutschlands gestanden hat, ist er tatsächlich nicht schlecht.

★ *Schalten Sie den Verstand ab!*

Wie heißt es doch so schön: Dumm fickt gut. Da ist was dran: Wer ständig über Gott und die Welt nachdenkt und über Krieg und Frieden resümiert, seine Sorgen hegt und pflegt oder sich selbst und den Partner immerzu hinterfragt, kommt im Bett nicht richtig hoch. Machen Sie sich frei von trüben Gedanken, schalten Sie Ihr Gehirn einfach mal für eine Weile aus. Dann wandert die Kraft, die Sie im Kopf fürs viele Denken brauchen, leichter in die Geschlechtsteile.

★ *Sex nach Plan*

Keine Lust? Machen Sie es trotzdem! Sexualtherapeuten in den USA empfehlen täglichen Sex nach Plan, um die Lust frustrierter Paare wieder anzukurbeln. Verabreden Sie sich mit Ihrem Partner einfach zum Liebesakt. Der Termin kann zum Ausweg aus der sexuellen Flaute führen, denn – so der Hintergedanke der Therapeuten: Use it or lose it. Manchmal wird Lustlosigkeit durch Abstinenz noch verstärkt. Der Trick mit der Fick-Verpflichtung funktioniert allerdings nicht bei allen Paaren. Auf Druck reagieren manche Menschen mit Totalverweigerung.

Zwanzig Todsünden im Bett

1 Schweigen

Machen Sie den Mund auf! Es geht nicht darum, jedes Problemchen anzusprechen und zu zerreden. Doch zum richtigen Zeitpunkt Wünsche und Kritik äußern, Nettigkeiten sagen oder erklären, warum es gerade mit dem Sex nicht so gut läuft: Das hilft der Lust wieder auf die Beine. Der Partner will verstehen, was los ist. Klärendes Bettgeflüster tut der Liebe gut.

2 Zu viel Arbeit

Workaholics sind oft faul im Bett. Sie haben häufiger Durchhänger als Menschen, die bei der Arbeit das richtige Maß finden. Zu viel Arbeit tut der Liebe nicht gut. Arbeitssüchtige tauchen immer gern ab, wenn es in der Beziehung schwierig wird oder aus Angst vor Nähe zum Partner. Sie entfremden sich bei übermäßigem Arbeitspensum schnell von ihrem Körper und ihren Gefühlen. Analysieren Sie die Gründe für Ihre Arbeitssucht und powern Sie im Bett wieder so richtig los.

3 Ungepflegte Körper

Ab unter die Dusche! Mangelnde Hygiene ist ein absoluter Lustkiller. Frauen klagen häufig über müffelnde, ungepflegte Männer. Die Kosmetikindustrie bietet auch den Herren der Schöpfung genügend geeignete Gegenmittel. Doch der Griff zum Deo gilt in einigen Kreisen immer noch als unmännlich. Dabei lieben Frauen wohlriechende Achselhöhlen, rasierte Intimbereiche, schuppenfreie Haarpracht und glatte Haut.

4 Respektlosigkeit

Wer die Achtung vor dem anderen verliert, kann nicht mit Lust und Liebe rechnen. Sich gegenseitig niederzumachen ist bei Pärchen ein beliebtes Spiel. Im Freundeskreis weiß man ein Klagelied davon zu singen. Dabei will niemand hören, was am Ehepartner des anderen so unerträglich ist und warum die Ehe eine Qual ist. Doch vor Publikum beleidigt es sich leichter. Hat man den Partner erst kleingekriegt, mag man ihn auch im Bett nicht mehr. Wer will schon von einer Null geliebt werden?

5 Meckerei

Können Sie Ihrem Partner nichts recht machen? Kaum etwas ist nerviger als ein nörgelndes Gegenüber. Oft reagiert der Beschimpfte beleidigt, denn Worte sind wie Pfeile: Einmal abgeschossen, lassen sie sich nicht zurückholen und richten oft schwer reparable Schäden an. Das penetrante Wiederholen immer gleicher Vorwürfe führt nur selten zum Abstellen des Ärgernisses. Man fühlt sich herabgesetzt, gegängelt und bevormundet. Meckern ist schädlich für die Potenz.

6 Vergleiche mit dem Ex

Auch wenn ER der perfekte Latin Lover war und SIE die Angelina Jolie von Gelsenkirchen: Ex und hopp! Verflossene und der Vergleich mit ihnen sind in einer Beziehung absolut verboten. Wer will schon hören, dass es früher viel aufregender im Bett zuging, ER einen viel Längeren und Dickeren hatte und beim Sex Kopfstand machen konnte? Was vorher war, ist vorbei und darf nur in der Erinnerung, aber nicht im Bett eine Rolle spielen.

7 Schulnoten

»Diesmal war es eine Drei!« Bewertungen haben im Bett nichts verloren. Der Himmel kann nicht immer einstürzen, wenn Sie miteinander schlafen. Mal ist es extrem sexy, mal kuschelig, mal ein bisschen Routine. Niemand will in einem solch sensiblen Bereich benotet werden. Wie soll man sich denn beim nächsten Mal fühlen, wenn es beim letzten Mal nur eine »Fünf« war?

8 Lügen

»Lüg mich nicht an!« Oder lass dich beim Lügen nicht erwischen. Ehrlichkeit ist für eine Beziehung extrem wichtig, doch nicht immer ist die ganze Wahrheit wirklich von Vorteil, zum Beispiel beim Fremdgehen. War es von Bedeutung, sind tiefere Gefühle im Spiel? Wollen Sie Ihr Leben wirklich verändern? Wenn nicht, warum dann dem Partner mit der

Wahrheit weh tun? Der Volksmund sagt allerdings auch: Wer lügt, muss ein gutes Gedächtnis haben. Werden Sie beim Lügen erwischt, ist die Vertrauensbasis schwer erschüttert. Man muss sich gut überlegen, ob Lügen sich wirklich lohnt. Die Wahrheit kann verletzend, aber auch reinigend sein.

9 Gemeinheiten

Aua, das saß! Warum sind Sie so gemein? Auch verbale Verletzungen tun weh. Zynismus, Boshaftigkeiten und Beleidigungen gehen unter die Gürtellinie und gehören nicht ins Bett. Wer Zärtlichkeit will, Lust und Liebe erwartet, darf auch mit Worten nicht um sich schlagen. Denn die Antwort kann ähnlich geartet ausfallen, und schon gewinnen die Gemeinheiten eine teuflische Eigendynamik. Wer ficken will, muss freundlich sein!

10 Geschlechterkampf

Natürlich werden Frauen heute noch immer diskriminiert. Sie landen im Berufsleben häufig auf den hinteren Plätzen, wenn es um die Vergabe von Führungspositionen geht. Haben Sie schon von einer Managerin gehört, die fünftausend Mitarbeiter entlässt und dann mit einer Millionenabfindung den Konzern verlässt?

Im Bett ist der Geschlechterkampf jedoch nicht angebracht. Werden Sie in der Beziehung massiv diskriminiert, haben Sie die falsche Männerwahl getroffen. Alphaspielchen in der Partnerschaft sind albern und asozial. Wer oben liegt, sollte einzig und allein nach dem Lustprinzip entschieden werden.

11 Erzwungene Liebesschwüre

Wer Liebesschwüre und Worthülsen einfordern muss, macht sich selbst klein. Entweder die Liebeserklärung kommt dem Partner freiwillig über die Lippen, oder Sie kaufen sich einen Papagei, der dreimal täglich »Ich dich auch« krächzt. Abwechslungsreiche Komplimente und zärtliche Worte sind hingegen das Schmiermittel, auf dem eine Partnerschaft reibungsfrei läuft. Seien Sie phantasievoll. Ein abgelutschtes »Ich dich auch« sagt eigentlich das Gegenteil.

12 Liebe ins Leere laufen lassen

Er gibt sich alle Mühe, und Sie spielen die Unberührbare? Wenn Sie keine Lust haben, sprechen Sie es klar aus. Aber lassen Sie Ihren Partner nicht wie einen bettelnden Trottel auflaufen, um ihm am Ende des Spiels eine kalte Abfuhr zu erteilen. Wer Liebe ins Leere laufen lässt, darf nicht jammern, wenn sie eines Tages verflogen ist.

13 Unfaire Kritik

Sätze wie »Diesmal warst du aber schnell fertig« sind tödlich für eine erfüllte Beziehung. Ganz abgesehen davon, dass der Partner es meist selbst bemerkt hat. Auch Satzmodule wie »musst du immer« oder »kannst du nicht wenigstens einmal« kommen nicht gut an. Das heißt nicht, dass man den Partner nicht auf mangelnde Leidenschaft oder andere Probleme aufmerksam machen soll. Im Gegenteil: Paare müssen Enttäuschungen und Wünsche ansprechen. Doch der Ton macht die Musik. Nicht immer ist der Zeitpunkt richtig gewählt. Wenn er Sie beim Orgasmus überholt hat, bloß nicht verkrampfen. Sie können Ihre Kritik auch lustvoll formulieren, indem Sie beispielsweise sagen:

»Deine Gier macht mich total an – bitte gib mir jetzt deine Hand für meinen Höhepunkt …«

14 Orgasmusstress

Wer sagt denn, dass man immer zusammen kommen muss? Der gleichzeitige Orgasmus ist die Erfindung von Filmregisseuren. Der Höhepunkt in trauter Zweisamkeit ist eher zufällig. Kontrollverlust gehört zum Orgasmus dazu. Es kann viel spannender sein, erst dem Partner zuzuschauen und dann den eigenen Orgasmus zu erleben – oder umgekehrt. Außerdem kann man mal nicht können! Auch kein Problem, wenn Sie keins draus machen. Nicht von irgendwelchen Statistiken verrückt machen lassen, die behaupten, dass es in anderen Betten wesentlich wilder zugeht. Die sind häufig gar nicht so repräsentativ, wie die Institute behaupten. Oder was würden Sie sagen, wenn Sie zu Ihrem Sexualleben interviewt werden? »Klar habe ich Sex – dreimal am Tag!«

15 Weh tun

Sex soll Spaß bereiten und nicht weh tun. Das ist das oberste Gebot beim Geschlechtsverkehr. Nur so ist Vertrauen möglich, und auf einer Vertrauensbasis bleibt die Experimentierfreudigkeit erhalten. Sollte es passieren, dass mal etwas weh tut (vielleicht weil der Körper zu wenig Gleitflüssigkeit produziert oder weil es bei der Sexualpraktik ein wenig rauh herging), sprechen Sie über die Schmerzen und suchen Sie nach einer Lösung. Es gibt hervorragende Gleitcremes und Gels, die eine Penetration schmerzfrei machen. Außerdem kann man auch weniger fest in die Brustwarzen beißen (wenn überhaupt).

16 Familienanschluss

Gucken Sie gern in die erstaunten Gesichter der lieben Kleinen, wenn Sie beim Sex gerade kommen? Doch auch Farbfotos von Oma und Opa auf dem Nachttisch können wahre Liebestöter sein. Wenn Paare sich lieben, haben Familienmitglieder und Haustiere keinen Zutritt. Muschi-Kater und Wackel-Dackel gehören genauso vor die Schlafzimmertür wie der Nachwuchs.

17 Erpressung

Streichen Sie Sätze wie »Wenn du mir einen Gefallen tust, dann blas ich dir einen« aus Ihrem Vokabular! Lust wird durch freiwilliges Geben und Nehmen erst schön, Erpressung ist ein bisschen wie Prostitution.

18 Psychotherapie

Vorsicht mit der Vorgeschichte! Über schlechte Erfahrungen aus der Vergangenheit kann der Partner natürlich Bescheid wissen. Meist ist die Beschreibung mit einem Appell verbunden: »Tu du mir bitte nicht so weh!« Beim Erzählen von schlimmen Gewalt- und Vergewaltigungserlebnissen ist der Partner jedoch allenfalls ein Zuhörer. Traumatisierte Menschen gehören in Behandlung und sollten Hilfe bei einem Therapeuten suchen.

19 Schlechtes Timing

ER war wieder einmal schneller? Kein Drama! Aber jetzt nicht versuchen, ihn sofort wieder aufzurichten. Es dauert ein wenig, bis Männer wieder Lust haben und eine Erektion bekommen. Zärtlichkeit macht ihnen trotzdem große Freude. Mit ein wenig Training lässt sich der Samenerguss übrigens hinauszögern, meine Herren. Denn die sogenannte präorgastische Lust macht Männern mehr Spaß. Wenn das Glied nur kurze Zeit in der Scheide ist und schnell erschlafft, ist auch die Lust von kurzer Dauer.

20 Nachwuchsplanung

Paare sollten in erster Linie Sex miteinander haben, weil sie geil sind und sich begehren: nicht, um Kinder zu zeugen! Wird die Kinderfrage mit ins Bett genommen, kommt es häufig zu unangenehmen Stresssituationen. »Heute muss es klappen« – und dann läuft meist gar nichts. Das Gerede über fruchtbare Tage und Schwangerschaft nimmt die Leichtigkeit und ist ein wahrer Lustkiller. Ist kein Nachwuchs gewünscht, sollte man natürlich vorher klären, ob etwas gegen eine Befruchtung unternommen wurde. Erst beim Vorspiel über Pille und Spirale, Kondom oder andere Formen der Verhütung zu sprechen macht dem Spaß oft vorzeitig ein Ende.

Wenn Sie Hilfe brauchen

Freunde sind keine guten Therapeuten. Sie hören zu – und das ist gut so –, doch bei ernsthaften Beziehungsproblemen sollte man sich professionelle Hilfe holen. Vertrauen Sie sich bei körperlichen Beschwerden Ihrem Hausarzt oder Gynäkologen an. Für die Seele, aber auch bei der Vermittlung von ganz praktischen Tipps helfen Sexual- und Paartherapeuten. Am besten wendet man sich an Mitglieder der jeweiligen Berufsverbände. Sie brauchen eine fundierte Ausbildung, um im Berufsverband aufgenommen zu werden. Auch kirchliche, staatliche und städtische Einrichtungen und Beratungsstellen können helfen. Wichtig ist, dass Sie Vertrauen zu dem Gesprächspartner aufbauen können und sich verstanden fühlen. Niemand redet gern über sein Intimleben, wenn die Chemie zwischen Berater und Ratsuchendem nicht stimmt.

Hilfreiche Adressen

Informationsdienst des Berufsverbandes Deutscher Psychologinnen und Psychologen, www.psychotherapiesuche.de

Internationale Gesellschaft für systemische Therapie, www.igst.org

Deutsche Gesellschaft für Verhaltenstherapie, www.dgvt.de

Institut für Paartherapie e.V., www.paarinstitut.de

www.katholische-eheberatung.de

www.profamilia.de

Deutsche Arbeitsgemeinschaft für Jugend- und Eheberatung, www.dejeb.de

6
Vorsicht beim Fremdgehen

Frauen gehen eher fremd als Männer. Das glauben Sie nicht? Nun, Männer prahlen gern vor anderen Männern und machen jede Menge Wind um ein Fürzchen. Sie klopfen sich gegenseitig auf die Schultern und erzählen erfolgstrunken von ihren amourösen Abenteuern, bei denen sie natürlich der Hengst und King of the Koppel schlechthin sind. Dass dabei schnell aus einem harmlosen Flirt eine römische Orgie wird, die Eroberung mindestens so geil aussieht wie Sharon Stone und als Nymphomanin ständig in seine Hose greift, ist selbstverständlich. In ihrer Hybris vergessen Männer gern, dass Ehefrauen ihre Augen und Ohren überall haben.

Frauen hingegen geben sich bei Erzählungen über amouröse Abenteuer eher zurückhaltend und diskret. Sie spielen die ganze Sache herunter und verhalten sich, wie man es einem Gentleman nachsagt, der ja bekanntlich genießt und schweigt. SIE redet über den Seitensprung allenfalls mit ihrer besten Freundin. Denn Frauen, die fremdgehen, sind generell vorsichtiger als Männer. Über Jahrhunderte hinweg wurden sie gesellschaftlich geächtet, wenn sie sich auf ein Abenteuer einließen. Ehebruch kam oft einem Todesurteil gleich. Das prägt nachhaltig auch folgende Generationen. Außerdem gefährden Frauen ihre feste Partnerschaft nicht leichtfertig. Sie warten erst mal ab, was aus der Affäre wird. Männer sammeln gern Trophäen. Frauen hingegen gehen unbewusst auf die Suche nach der ganz, ganz großen Liebe. Andererseits probieren auch sie gern verführerische Angebote aus, achten auf knackige Hintern, stramme Oberschenkel und wohlgeformte Armmuskulatur. Sie sind bei der Wahl der Liebhaber ebenso lüstern wie Männer.

Ein Seitensprung ist ein aktiver Ausbruch aus der Langeweile. Die Gründe sind immer häufiger schlechter Sex in der »alten« Beziehung, ein Mangel an gegenseitiger Aufmerksamkeit oder emotionale Vereinsamung in der Partnerschaft.

Eines gilt für alle Beteiligten einer Affäre: Sie müssen sich vor Verletzungen und Schmerz hüten. Fremdgehen ist mit vielen Gefahren verbunden. Vielleicht macht gerade das eine Affäre so prickelnd? Der Reiz des Verbotenen ist groß, das Risiko, auf die Schnauze zu fallen, auch. Alles, was verboten und vielleicht sogar ein wenig verrucht ist, erscheint viel interessanter als die heimische Idylle, die vor Langeweile im Ehebett nur so staubt. Ist ein wohlriechender Galan, der sich wie ein Tiger bewegt und schöne Dinge sagt, nicht tausendmal aufregender als der gähnende Gatte auf der Couch, der müde von der Arbeit ist und wortkarg mit der TV-Fernbedienung in der Hand nach Entspannung sucht?

Aber warum bei der Suche nach Abwechslung ein Risiko eingehen und die Sicherheit am warmen Ofen im Häuschen daheim für ein bisschen Ficken gefährden? Frauen geraten im Gegensatz zu Männern beim Fremdgehen viel häufiger in einen Strudel der Gefühle, in dem sie sich leicht verlieren. Die Affäre wird zur Droge, von der SIE nicht mehr lassen kann. Anders als es bei Männern der Fall ist, geht ihr häufig die Distanz zum Objekt ihrer sexuellen Begierde verloren: Sie will plötzlich mehr und gerät – anfangs ungewollt – in eine neue feste Beziehung. Doch dazu später.

Wer nur einen Sidestep wagen will, hat eine Reihe von Möglichkeiten. Es gibt mittlerweile Seitensprung-Agenturen, die das kleine Abenteuer für zwischendurch ohne großen Aufwand übers Internet organisieren. Das erspart die aufwendige Suche nach dem passenden Lover und kostet weder viel Zeit noch viel Geld. Es soll ja nur ein bisschen kribbeln und vielleicht sogar die alte Beziehung wieder neu beleben. Doch wie bei allen Formen von Betrug ist auch beim Seitensprung äußerste Vorsicht geboten. Manchmal bleibt am Ende ein schales Gefühl zurück, man fühlt sich irgendwie beschmutzt, missbraucht und mies. Es geht immer etwas kaputt. Mit der Lüge ändert sich die Basis des Vertrauens zum »alten« Partner. Betrüger fühlen sich manchmal selbst wie Betrogene, denn sie leiden viel eher unter der Vorstellung, auch von ihrem Partner betrogen zu werden. Hinzu kommt die Angst vor der Entdeckung und dem Verlust des vertrauten Partners. Ein Vertrauensbruch wiegt immer schwer und kann auch bei weniger sensiblen Zeitgenossen zu schlimmen Schuldgefühlen führen.

Sie können nie sicher sein …

Ich erzähle Ihnen jetzt eine wahre Geschichte. Sie handelt von einem Lufthansa-Piloten, seiner schwangeren Frau, einer wunderschönen Australierin und einem Fotografen. Nennen wir den Fotografen Mike. Er hatte einen Auftrag am anderen Ende der Welt. Einen Tag nach der Ankunft in Australien nahm er eine Fähre nach Manley, einem zauberhaften Örtchen vor den Toren Sydneys. Er setzte sich dort in ein Straßencafé und beobachtete ein Paar am Strand. Die beiden waren nicht mehr die Jüngsten, aber sie lebten ihre Liebe wie Teenager. Sie kicherten, tobten im Sand herum und hielten sich dann innig in den Armen, blickten aufs Meer oder einander tief in die Augen. Mike war gerührt. Er machte Fotos von dieser Liebesidylle am Strand, richtete sein Objektiv vom Café aus immer wieder auf die Liebenden. Schließlich zahlte er und ging an den Strand, um das Pärchen um eine Nahaufnahme zu bitten. Da drehte sich der Mann um: Es war Mikes Nachbar, der Pilot. Er war dort in Australien mit einer wildfremden Frau am Strand, küsste und liebkoste sie, während seine Ehefrau daheim auf die Geburt des zweiten Kindes wartete. Mike wäre fast die Kamera aus den Händen gerutscht. Er hat später nie etwas verraten, doch beim Anblick der »glücklichen Familie« in Hamburg wurde ihm jedes Mal ein wenig übel.

Diese Geschichte soll hier nur den Zweck erfüllen, allen Fremdgehern zu beweisen, dass es keine Sicherheit vor Entdeckung gibt. Der Teufel ist manchmal ein Eichhörnchen und die Welt voll mit irren Zufällen. Wer als Fremdgeher nicht auffallen will, muss gut organisiert sein und braucht ein perfektes, wasserdichtes Alibi. Das ist extrem wichtig, denn der Partner darf keinen Verdacht schöpfen und misstrauisch werden. Frauen sind wesentlich erfinderischer als Männer, wenn es um die Geheimhaltung romantischer Abenteuer geht. Sie haben obendrein etwas mehr Phantasie und ein besseres Gedächtnis, wenn sie lügen. Doch die Gefahr, dass ein Abenteuer auffliegt, ist immer gegeben. Sogar für einen Piloten der Lufthansa am anderen Ende der Welt.

Man braucht für die Vergnügungen mit der neuen Eroberung in erster Linie gestohlene Zeit. Der »alte« Partner muss ein gutes Alibi vorgesetzt bekommen, das möglichst banal ist: »Duuuu, ich schlafe heute bei meiner Freundin Ellen. Sie fühlt sich nicht gut.« Kann wahr sein, muss aber nicht. Ellen sollte auf jeden Fall darüber informiert werden, dass sie als Ausrede herhält. Sonst ruft sie vielleicht zufällig gerade an, wenn Sie angeblich bei ihr sind, und fragt Ihren Ehemann am Telefon, warum Sie sich schon so lange nicht mehr bei ihr haben blicken lassen. Auch stundenlange Aufenthalte im Fitnessstudio, plötzliches Interesse für Beethovenkonzerte, vermehrte Besuche bei den Eltern und Termine, Termine, Termine sowie Überstunden und Dienstreisen nach Timbuktu sind auf Dauer eher verdächtig. Frauen sind im Verwischen von Spuren deutlich erfolgreicher als Männer, aber verlassen Sie sich nicht auf Ihr Glück. Nur wenige Partner sind so dumm (oder desinteressiert), dass sie alles glauben. Viele Affären werden entdeckt, weil kleine Unachtsamkeiten das Lügengebäude zum Einsturz bringen. ER oder SIE liest unerwartet eine SMS auf Ihrem Handy, nimmt einen Anruf zu ungewöhnlicher Zeit entgegen und ist erstaunt, dass am anderen Ende aufgelegt wird. Manchmal werden auch gute Freunde plötzlich sehr gesprächig und plaudern (angeblich aus moralischen Gründen) alles aus. Je mehr Personen in die Affäre eingeweiht sind, desto größer ist das Risiko, dass alles rauskommt. Wer etwas zu verheimlichen hat, wird erpressbar.

Das Spiel mit dem Feuer mag anregend sein, aber man kann sich auch leicht verbrennen. Versteckspiele sind Kunststücke, die mit viel schauspielerischem Talent inszeniert werden müssen. Es sind nicht nur die ständigen Ausflüchte, die den Partner misstrauisch machen. Die Körpersprache Verliebter verändert sich: Sie sind abwesend und verträumt, lächeln gedankenverloren und sind meist besonders gut drauf oder nervös. Sensible Menschen spüren natürlich sehr viel eher, dass sie betrogen werden, als jemand mit einem dumpfen Naturell. Wer betrügt, kann sich zwar das Heu aus den Kleidern klopfen, aber das Strahlen in den Augen nicht abstellen.

Es wurde schon viel über Seitensprünge, Ehebruch und Betrug geschrieben, denn das Thema zieht sich wie ein roter Faden durch die Menschheitsgeschichte. Prominente und die Nachbarin von nebenan geraten gleichermaßen in Affären. Frauenmagazine nehmen sich der Problematik ständig an, denn Fremdgehen übt immer eine gewisse Faszination aus. Der Seitensprung ist ein »Sprung zur Seite«, raus aus dem öden Alltagstrott, rein ins Vergnügen. Der heimliche Moment der Begierde bringt eine scheinbar unerschöpfliche Erotik mit sich. Alles, was sexuell lange brachgelegen hat, regt sich auf einmal wieder. Der Körper und seine sexuellen Funktionen erwachen aus einem Dornröschenschlaf. Dabei geht es nicht nur um Sex ohne Verpflichtung und um körperliche Befriedigung. Gerade Frauen verarmen in langjährigen Partnerschaften auch emotional. Sie erfrieren in einer Atmosphäre der Kälte und dürsten nach Gefühlen. Sie wollen wieder wahrgenommen und als sexuelles Wesen erkannt werden. Diese Aufgaben bewältigt ein guter Liebhaber mit Leichtigkeit.

> »Man sollte stets verliebt sein. Das ist der Grund, weshalb man nie heiraten sollte.«

Oscar Wilde wird dieser Spruch zugeordnet. Obwohl der Schriftsteller auch nicht gerade als glücklicher Mensch in die Geschichte eingegangen ist, trifft er damit in gewisser Weise den Nagel auf den Kopf. In der Ehe schmecken Küsse mit der Zeit abgestanden, Berührungen werden zur Routine, und es mangelt an Leidenschaft. Gewohnheit und Einerlei sind die Feinde der Libido. Affären können dazu dienen, wieder etwas Schwung ins öde Ehedasein zu bringen.

Fremdgehen als Mittel zum Zweck? Zur Belebung der eingeschlafenen Beziehung? Ein Weg, um sich wieder lebendig zu fühlen? Es ist ein gefährliches Spiel, bei dem es plötzlich sehr ernst zugehen kann. Was passiert, wenn Sie sich neu verlieben?

Mit der Untreue kehren nicht nur körperliches Verlangen und sexuelle Sehnsüchte zurück. Das Unerlaubte, der Verzicht auf immerwährende Nähe und das Sich-nacheinander-Verzehren bringen eine geradezu erotisierende und lustvolle Form von Leid mit sich. Bei Fremdgehern brennt das Feuer der Liebe lichterloh. Alles ist hochexplosiv, aufgeladen, spannend und deshalb sehr erotisch.

Um ganz unverbindlich Spaß haben zu können, müssen sich die »Betrüger« mit ihren Gefühlen einig sein. Hat jedoch einer wirklich ernste Absichten, gibt es sofort Komplikationen. Dann bereitet das Liebesspiel plötzlich Schmerz, und aus dem Kick wird ein schlimmer Tiefschlag für alle Beteiligten. Wenn die beiden nicht auf ihre »alten« Partner verzichten wollen, nicht bereit sind, loszulassen und zu verlieren, kann aus der lockeren Affäre schnell ein Verhängnis werden. Das Versteckspiel fliegt übrigens leichter auf, wenn ganz unerwartet Liebe im Spiel ist. Dann kann es passieren, dass der »alte« und der »neue« Partner an einem ziehen und zerren. Mit tragischen Folgen: Wir alle kennen die Schicksalsgeschichten aus der Tageszeitung. Untreue ist häufig die Ursache für schwere Krisen und Trennungen, aber auch für Gewaltattacken bis hin zum Mord. Ehen werden geschieden, es kommt zum wirtschaftlichen Ruin, Kinder werden zwischen beiden Parteien hin- und hergerissen.

Die Frage aller Fragen: War es das wert?

Wer fremdgeht, geht immer auch das Risiko ein, dass seine »alte« Beziehung zerbricht. Gedanklich und emotional ist die Trennung ohnehin ein Stück weit vollzogen, wenn ich den Partner hintergehe. Paare betrügen sich nur dann, wenn ihre Gefühle füreinander sich ins Negative verschoben haben und die Beziehung aus dem Gleichgewicht geraten ist. Doch nicht jeder ist nach dem Fremdgehen glücklicher als vorher. Manchmal sind Enttäuschungen und noch größere Einsamkeit die Folge. Als Weg zur Selbstverwirklichung eignet sich der Betrug nur zeitweise.

Auch als unausgesprochene Aufforderung an den »alten« Partner, endlich den Kampf für den Erhalt der Beziehung aufzunehmen, ist der Seitensprung völlig ungeeignet. Manchmal wollen sich Partner durchs Fremdgehen am anderen rächen. Das ist eine perfide Form der Rache, die nicht funktioniert und meist drei Opfer fordert.

Schön den Mund halten!

Ein Fehltritt in Ehren. Warum dem Partner gleich alles beichten? Wenn Sie Ihr Gewissen erleichtern wollen, reden Sie mit einem Therapeuten oder einem Geistlichen. Was hat der Partner davon, wenn er es weiß? Die Folgen sind Schmerz und Herzeleid und nicht etwa Freude über die Ehrlichkeit und Großmütigkeit des geständigen Partners. Mit der Beichte will sich der Betrüger häufig selbst Absolution holen und von seinen Sünden freigesprochen werden.

Der betrogene Partner wird vom Fremdgeher quasi noch einmal missbraucht. Wahrheit kann sehr egoistisch sein. Gehen Sie besser ganz altmodisch in die Kirche zum Beichten, um dort Ihre Schuld abzuladen. Der Vertrauensbruch ist geschehen und wird durch ein Geständnis auch nicht besser.

Einmal ertappt, hilft es allerdings nicht, den Betrug weiter zu leugnen und das Lügengeflecht aufrechtzuerhalten. Lügen ist jetzt eine zwecklose Verteidigungsstrategie. Dadurch wird das gegenseitige Vertrauen weiter geschädigt und letztendlich ganz zerstört. Es ist immer gut, wenn man die erste Wut und Enttäuschung verrauchen lässt, bevor ein klärendes Gespräch stattfindet. Wenn man sich ausspricht, kann wieder Nähe entstehen. Dabei ist es wichtig, die alte Schuld nicht bei jeder Gelegenheit als Waffe hervorzuholen und mit den immer gleichen Vorwürfen zuzuschlagen. Doch das Misstrauen bleibt: Wer einmal betrogen wurde, kann sich nie wieder so ganz fallenlassen. Deshalb ist es sehr wichtig, sich die Konsequenzen zu überlegen, bevor man untreu wird.

Wichtig für den Erhalt der alten Beziehung ist eine Antwort auf die Frage, warum es zum Seitensprung gekommen ist und ob sich die Gründe abstellen lassen. Fremdgehen ist meist nicht die Ursache für eine Ehekrise, sondern eher die Folge einer bereits vorhandenen Krise.

Männer und Frauen reagieren sehr unterschiedlich auf einen Seitensprung des Partners. Frauen verlieren sich häufig in Selbstzweifeln, sie suchen die Schuld für die Untreue des Partners bei sich und machen sich Vorwürfe, nicht genügend auf den Mann eingegangen zu sein. Männer hingegen neigen eher zu Gewalt gegen sich selbst oder gegen die Partnerin, oder sie ignorieren die Situation, tauchen schnell in alte Gewohnheiten ab und halten daran fest. Sie wollen nicht, dass ihr Leben aus dem Gleichgewicht gerät, und verleugnen den Seitensprung der Partnerin oft bis zur Absurdität. Wenn Männer betrügen, hat es für sie häufig keine emotionale Bedeutung. Sie trennen zwischen einem sexuellen Abenteuer und einer festen Partnerschaft.

Was, wenn es Liebe ist?

Kommen plötzlich tiefere Gefühle auf, wendet sich das Betrugsblatt und zeigt einem von dreien die rote Karte.

Petra litt schon seit Jahren unter der kühlen Distanziertheit ihres Ehemannes Hans. Er war Anwalt und betrachtete alles stets sachlich und emotionslos. Sein Standardsatz lautete: »Es bedarf einer Klärung, dann gibt es auch eine Lösung.« Hans war Meister im Wegorganisieren von Problemen und im Bereinigen unklarer Situationen. Alles musste bei ihm stimmen. Seine Farbe war Weiß, Stahl sein Material. In der Anwaltskanzlei standen weiße Ledersessel, weiße Schränke; der kalte Rest war aus glitzerndem Aluminium und Stahl geschweißt. Petra war das genaue Gegenteil: Sie mochte verspielte Dinge, bunte Farben und barocke Formen, trug gern fröhliche Kleider und entsprechenden Schmuck.

Dass Hans so sehr auf Äußerlichkeiten fixiert war, fiel ihr am Anfang der Ehe gar nicht besonders auf. Die Sicherheit und Verlässlichkeit, die er ausstrahlte, verlieh ihr eine gewisse Geborgenheit. Doch schon bald stellte sie fest, dass ihr Mann in erster Linie größten Wert auf das äußere Bild der Ehe legte. Die Beziehung sollte perfekt sein. Dazu gehörten das perfekte Haus, der perfekte Sportwagen, der perfekte Freundeskreis. Nur die perfekten Kinder fehlten noch zum Glück. Was in seinen Augen nicht gesellschaftsfähig war, wurde von ihm rigoros ausgegrenzt. Dazu gehörten auch Petras Eltern. Der Vater, ein Gastwirt, und die Mutter, eine Hausfrau ohne besondere Bildung, waren für Hans nicht standesgemäß und damit kein Umgang. Dass Petra ein sehr enges Verhältnis zu ihren Eltern hatte und sich von ihrem Mann nichts sehnlicher wünschte als Gemeinsamkeit und Familiensinn, interessierte Hans nicht. Als Petras Mutter starb, ließ er seine Frau mit ihrer Trauer allein. »Das ist der Lauf des Lebens, Petra – der Tod ist Teil davon«, war sein Kommentar auf der Beerdigung. Vom Friedhof aus fuhr er gleich wieder in die Kanzlei und ließ seine verweinte Frau mit der Trauergesellschaft allein. »Termine, wichtige Termine!«, war seine Begründung für die Anwesenden.

Dann wurde Petras Vater krank. »Sein Herz«, sagte sie und weinte. Getreu dem Motto »Es bedarf einer Klärung, dann gibt es eine Lösung« rief Hans seinen Professor »zwecks Untersuchung, Behandlung und diverser Bescheinigungen« an und suchte ohne Petras Zustimmung für den Vater einen Platz in einem Alten- und Pflegeheim.

Von diesem Zeitpunkt an überschlugen sich die Ereignisse. Im Krankenhaus lernte Petra ihren René kennen. »Er ist so ganz anders als mein Mann«, schwärmte sie. »So aufmerksam und gefühlvoll, so begeisterungsfähig und voller Empathie.« René war Pfleger und in der kardiologischen Abteilung auch für die Versorgung ihres Vaters zuständig. Sie verliebte sich sofort in den jungen Mann. »René hat sich nicht nur stets freundlich und kompetent um seine Patienten gekümmert, sondern auch die Ängste der Angehörigen verstanden«, sagte sie. Er tröstete Petra, machte ihr Mut und war immer bei ihr, wenn sie Hilfe und Unterstützung brauchte. Auch als der Vater noch einmal operiert werden musste, war er an ihrer Seite. »Er hatte eigentlich keinen Dienst, aber er hielt meine Hand.« René sagte nur: »Es wird alles gut, Petra. Vertraue auf den Professor und auf die Zukunft ...!«

Dann trafen sie sich zum ersten Mal außerhalb des Krankenhauses. Vorher hatte Petra nicht wahrgenommen, wie gut René aussah. »Er hat wasserblaue Augen, kräftiges blondes Haar und einen vollen Mund, der stets zu lachen scheint.« So beschrieb sie René ihrer besten Freundin. Doch es war nicht sein Aussehen, das sie so sehr für ihn einnahm. »Er kann albern und verspielt wie ein kleiner Junge sein«, erzählte sie. »Dann ist er wieder ernst und einfühlsam, nimmt Anteil und hört zu.« Eines Tages fuhren sie mit seinem alten Golf an die Nordsee, mieteten sich einen Strandkorb und wärmten sich gegenseitig im kalten Aprilwind, während sie aufs Meer schauten. »Du bist etwas ganz Besonderes«, sagte er unvermittelt, nahm ihr Gesicht in seine Hände und küsste sie. Für Petra war in diesem Augenblick klar: »Ich kann Hans und seine Kälte nicht mehr ertragen.« Wieder zu Hause angekommen, gestand sie ihrem Mann, dass sie sich verliebt hatte. Ganz Anwalt sagte er nur: »Gib mir die Autoschlüssel vom Porsche, die goldene Kreditkarte und die Diamantohrringe, die ich dir zu Weihnachten geschenkt habe – dann kannst du gehen.«

Diese Art des Umgangs mit der Situation hat Petra in ihrer Entscheidung, Hans zu verlassen, nur bestärkt. »Er hat nicht einmal versucht, unsere Ehe zu retten.« Sein einziger Kommentar war: »Es ist gut, dass wir noch keine Kinder haben.« Er wollte – nachdem Klarheit bestand – ganz schnell das Problem lösen. Die Scheidung ging problemlos über die Bühne, denn Hans hatte per Vertrag schon bei der

Eheschließung für perfekte Scheidungsbedingungen gesorgt.

Doch die Geschichte ist noch nicht zu Ende. Das Tragische an vielen Affären ist, dass sie in einer Beziehung enden. Wie im Fall von Petra, Hans und René kann die neue Beziehung ein paar Jahre später genauso langweilig und trist oder schwierig sein wie die Partnerschaft, aus der man ausgebrochen ist. René entpuppte sich als aufopferungsvoller Workaholic, der Überstunden auf der Station macht und für die Patienten seine freie Zeit opfert. »Ich habe mich genau in das Gegenstück von Hans verguckt«, sagt Petra heute. René findet für private Probleme keine Lösung, es gibt keine Klarheit, nur Selbstlosigkeit im Dienst am Nächsten. Es ist natürlich viel schwieriger für eine Frau, einem aufopferungsvollen Samariter zu sagen: »Denk doch mal an mich!«, als einem Anwalt, der egoistisch an seine Karriere und ans Geldverdienen denkt. Die Einsamkeit ist am Ende die gleiche.

Fremdgehen kann gefährlich sein, denn Menschen haben Fehler. Alle Menschen! Wenn Frauen verliebt sind, sind sie auch ein Stück weit verblendet. Sie idealisieren den »neuen« geliebten Menschen und projizieren ihre Wünsche und Träume auf diesen einen Mann. Der arme Kerl ist häufig überfordert: Er soll die große Liebe verkörpern, romantisch sein, erfolgreich und sexy, treu und unterhaltsam, ein bisschen reich und ein bisschen intelligent. Dann sind die anderen Frauen eifersüchtig und gucken schön blöd, wenn man mit diesem himmlischen Wesen ein Restaurant betritt. Doch männliche Engel fallen nur in Hollywoodfilmen vom Himmel und verlieben sich dann in irdische Wesen wie Meg Ryan in dem Streifen »Stadt der Engel«.

Bloß die Ehefrau nicht verlieren!

Es gibt Ausnahmen. Gewiss! Aber wenn Männer betrügen, läuft die Affäre meist ganz anders ab. Erinnern Sie sich an unseren Signore Gigoloso? Drei Frauen sind ihm gerade gut genug: die Mutter seiner Kinder, die Frau als Trophäe und das kleine Flittchen für den Quickie von hinten. Wenn Männer fremdgehen, brauchen sie vielleicht mal wieder eine Extraladung Selbstbestätigung. Sie wollen ein bisschen Macht demonstrieren, ihren Jagdtrieb befriedigen oder sind einfach nur geil. Und mit ein bisschen Charme lässt sich fast jede aufs Kreuz legen. Frauen sind ja so schlicht und bedürftig: Sie wollen Komplimente hören, ein bisschen verwöhnt werden, vornehm essen gehen, ein glitzerndes Geschenk kriegen, und schon geht es ab in die Kiste. Wie viele Geliebte sind dann an der Mutter seiner Kinder gescheitert und wurden mit einem Halstuch von Hermès und einem bisschen Parfüm abgespeist? Unzählige Frauen sitzen wartend daheim und hoffen, dass ER sich endlich für SIE entscheidet. Nein, das Telefon läutet auch jetzt nicht: Er macht mit seiner Frau Urlaub und kann nicht anrufen.

Gewiss, er ist unbefriedigt in der Ehe – aber er bleibt in der Ehe. Sicher, er fühlt sich eingeengt, als Ernährer ausgenutzt und im Bett unbefriedigt. Aber warum gleich die Ehefrau verlassen? Männer sind wie alte Kater: Sie mögen keine einschneidenden Veränderungen, sie wollen ihr Fressen, ein warmes Plätzchen am Ofen und ein bisschen gestreichelt werden. Sie sind Gewohnheitstiere! Ein wenig Abwechslung – bitte, gern. Aber möglichst ohne Risiko. Welcher Mann will den Platz am Ofen gefährden?

Ihr Geliebter ist da ganz anders? Na, dann warten Sie mal ab. Er hat Ihnen versprochen, dass er aus Rücksicht auf seine Frau und die Kinder erst nach Weihnachten mit der Wahrheit raus will? Nun, jetzt haben wir schon März, die Krokusse blühen, und Sie warten immer noch auf eine Entscheidung?

Klar, es gibt Ausnahmen – doch sie bestätigen die Regel. Wenn Sie nur etwas Spaß wollen, kann Fremdgehen sehr erfrischend und belebend sein. Lassen Sie sich verwöhnen und vögeln, becircen und beschenken, aber bedenken Sie eines: Wenn es ernst wird, tut es plötzlich sehr weh. Und das alte Dilemma fängt nach ein paar Jahren wieder von vorn an ...

7
Wege aus der sexuellen Sackgasse

Sie lieben Ihren Partner, aber Sie sind in einer sexuellen Sackgasse angelangt? Jeder Zweite klagt heute laut einer Studie der Universität Göttingen über ein unbefriedigendes Sexualleben. Was tun, wenn die Liebe in die Jahre gekommen ist? Die Erotik ist kraftlos auf der Strecke geblieben, aber das Verlangen nach körperlicher Befriedigung ist noch lebendig. Die Last mit der Lust in der Liebe – das sollten Sie wissen – ist bei den meisten Paaren durchaus die Regel. Das Phänomen breitet sich aus wie eine Lustseuche: Immer mehr Paare klagen über Sexmangel in der Ehe. Für jeden Zehnten ist das ein Trennungsgrund. In Beziehungen macht sich ein Zustand der Lähmung breit, was zu Gereiztheit und Stress führen kann. Man verbohrt sich in das Problem und gerät in festgefahrene Kommunikationsmuster, die manchmal nur mit Hilfe eines Therapeuten wieder entwirrt und aufgelöst werden können. In Zeiten, in denen zügelloser Sex an allen Ecken propagiert und als Gütesiegel der Liebe verstanden wird, werden Phasen der Abstinenz als dramatisch erlebt. Der Leistungsdruck ist enorm.

Es ist die absolute Ausnahme, dass zwei Menschen bis ans Ende ihrer Tage übereinander herfallen wie in den Flitterwochen. Frauen leiden oft leise, aber sie vermissen ein erfülltes Sexualleben am meisten: 58 Prozent geben an, dass die mangelnde Leidenschaft an den Männern liegt und nicht an ihnen. SIE will, und ER hat Migräne! Dabei geht es nicht nur um die Häufigkeit des Verkehrs: Was heißt es denn schon, dass der deutsche Durchschnitt angeblich dreimal pro Woche miteinander vögelt? Kommt es nicht eher auf die Qualität als auf die Quantität an? Außerdem kann man die Zahlen getrost bezweifeln. Es wird verdammt viel gelogen, wenn es ums Sexualleben geht.

Menschen und ihre Beziehungen zueinander sind seit jeher Veränderungen unterworfen. Der Alltag fordert seinen Tribut und lässt die Leidenschaft langsam, aber sicher verglühen. Bevor das Feuer ganz aus ist, sollten Sie etwas unternehmen. Das Leben ist viel zu kurz, um schlechten Sex zu haben. Oder wollen Sie sich von Lust und Leidenschaft verabschieden und wie Philemon und Baucis, das Paar aus der griechischen Mythologie, das von den Göttern in zwei Bäume verwandelt wurde, für immer und ewig nebeneinanderstehen und dabei langsam vertrocknen? Vielleicht finden Sie sich ja auch mit dem Stillstand im heimischen Bett ab und suchen den Kick außerhalb der Partnerschaft? Oder Sie verlieben sich neu? Wenn Sie in der Beziehung bleiben wollen, stehen Ihre Chancen gar nicht so schlecht, die Lust wieder zu beleben. Warum sich nicht mal in den alten Partner neu verlieben und für sexuelle Befriedigung kämpfen? Nehmen Sie die leidenschaftslose Beziehung nicht schicksalhaft hin. Unlust ist kein Los, das Sie als Niete beim Partnerlotto gezogen haben. Doch es ist wichtig, dass Sie keinen Druck machen, Sexualität nicht als Leistungssport verstehen und sich Vorwürfe verkneifen, wenn es nicht so klappt wie gewünscht.

Wenn zwei Menschen aufeinandertreffen, bringen sie ihre sexuelle Vorgeschichte mit. Wissen Sie denn, wie das »erste Mal« beim anderen gelaufen ist? Wie die sexuelle Erziehung in der Familie war? Ob es Enttäuschungen, Verletzungen oder Schlimmeres gegeben hat? Im Taumel der ersten Gefühle geht alles Trennende unter, Unterschiede werden nicht wahrgenommen. Frisch Verliebte sind für eine kleine Weile keine Individuen mehr – sie verschmelzen vielmehr im Universum der Liebe miteinander und bilden eine vermeintliche Einheit. Doch im Laufe der Jahre drängt das Ich zurück ins Dasein. Man mag sich als Paar zwar besser kennen als am Anfang der Beziehung, trotzdem hat man sich immer weiter voneinander entfernt. Was zunächst wie ein Widerspruch klingt, ist nur zu natürlich. Unter der Last des permanenten »Wir« leidet die Erotik. Man gibt sich auf immer gleiche Art und Weise hin und erstarrt dabei bis zur Unkenntlichkeit. Die Individualisierung der Partner wird zu einer wichtigen Grundlage auf dem Weg zur Befriedigung.

Denn erotische Unterschiede bilden erst den Spannungsbogen, der Sexualität lebendig hält. Doch bei aller Liebe ist der Freiraum für sexuelle Phantasien verlorengegangen. Wie kann man sich dem anderen wieder annähern? Die Ansprüche an Sexualität sind heute hoch. Wir setzen uns und unseren Partner unter Druck, denn Bedürfnisse sollen ständig erfüllt werden. Wir lassen uns von außen etwas vorgaukeln und sind dann enttäuscht, dass die eigene Sexualität nicht Schritt halten kann. Dabei ist es völlig unwichtig, wie oft und wie lange Sie miteinander schlafen, ob jeder einen Orgasmus hat und Sie all die Spielchen machen, die Ihnen die Pornobranche als sexuelle Erfüllung vorgibt. Zielsetzungen sind hier fehl am Platz. Schalten Sie einen Gang zurück, nehmen Sie den Druck raus und lassen Sie sich fallen: Erotik braucht Muße.

Wünsch dir was!

Um sexuell wieder zueinanderzufinden, muss man sich als Individuum öffnen und seine Wünsche preisgeben. Dabei darf man durchaus egoistisch sein, doch eines sollte man nicht: den anderen unter Druck setzen. Das ist nicht immer leicht und manchmal ein Balanceakt. Gerade wenn man enttäuscht und frustriert ist, lässt man seinen negativen Gefühlen leicht freien Lauf. Doch wirkliche Annäherung ist nur ohne Vorwürfe und Schuldzuweisungen möglich. Bei allem ist es wichtig, dem anderen zu signalisieren: »Ich möchte bei dir sein – ich liebe dich.« Eine intensive Zeit zu zweit kann mit einem langen Gespräch beginnen. Warum nicht mal wieder eine Nacht lang einfach miteinander quatschen, sich alles erzählen und viel lachen? Verliebte interessieren sich für alles, was der andere denkt und tut und fühlt. Paare, die lange zusammen sind, hören dagegen oft nicht mehr richtig hin, wenn der jeweilige Partner von seinem Alltag, seinen Sorgen und Freuden erzählt.

Leidenschaft braucht ehrliche Nähe und Interesse am anderen, braucht Abwechslung und das Wahrnehmen der Gefühle des Partners.

Beide müssen etwas davon haben, wenn es erotisch zur Sache geht. Guter Sex hat viel mit Herantasten und Probieren zu tun, mit Geben und Nehmen. Der Partner darf sich nie überfordert und gezwungen fühlen, nie Dinge tun, die ihm nicht gefallen oder gar Ekel hervorrufen. Bei jedem

Schritt, den Paare auf dem Weg der sexuellen Annäherung gehen, ist gegenseitiger Respekt die Basis, auf der Lust und Liebe gedeihen. Unterschiede im erotischen Wollen laufen nur über die Wertschätzung des Partners. Leider werden häufig schon Unterschiede im Alltag – außerhalb der Sexualität – als störend empfunden und negativ bewertet. Alles, was anders ist, bildet oft die Ursache für Konflikte. Totale Gleichheit beim Sex ist jedoch ohne Spannung. Der Weg zwischen harmonischem Gleichklang und spannungsgeladener Disharmonie ist der Königsweg und gehört zur Hohen Schule der Sexualität.

Viele Bedürfnisse bleiben unausgesprochen, und so einigen wir uns im Bett häufig wortlos auf die immer gleiche Schnittmenge, auf den kleinsten gemeinsamen Nenner, der irgendwann zur Routine verkommt. Paare stecken enge Grenzen ab und verzichten dabei auf die Entdeckung von sexuellem Neuland und die Befriedigung des eigenen Verlangens. Dabei spielt auch die Angst, den anderen zu verlieren, eine wesentliche Rolle. Verliebte glauben, dass Sexualität und Liebe von Natur aus zusammengehören, bis der Alltag sie eines Besseren belehrt. Die Erwartungen sind am Anfang hoch, die Enttäuschung am Ende groß. Naive Naturen machen sich nach der Phase der totalen Verliebtheit gleich wieder auf die Suche nach der nächsten großen Liebe. Oft nur, um noch einmal enttäuscht zu werden.

Vom Partner wird häufig erwartet, dass er über hellseherische Fähigkeiten verfügt. »Ach, kommst du jetzt endlich auch dahinter, dass ich es mag, wenn du deine Zunge in mein Ohr steckst und mich leckst?« Statt Klartext zu reden, wird eine Form der Intuition vom Partner erwartet, die oft ans Übernatürliche grenzt. Nichts ist anstrengender und enttäuschender als Ratespiele in der Beziehung. Was passiert, wenn etwas anderes von mir erwartet wird, als ich zu geben bereit bin? Vielleicht entspreche ich dann nicht dem Bild, das der Partner von mir hat? Offen mit den eigenen Bedürfnissen umzugehen ist immer auch mit Risiken verbunden. Erträgt er meine Wünsche? Möchte ich überhaupt wissen, welche Gelüste mich erwarten, wenn mein Gegenüber sich öffnet? Vielleicht ist die mühsam aufrechterhaltene Harmonie bedroht, wenn man sich äußert? Vertraute Gewohnheiten werden für etwas Unbekanntes aufs Spiel gesetzt. Der Frieden in der Partnerschaft könnte gestört werden. Ist ein bisschen mehr Sex das Risiko wert? Was, wenn auf einmal gravierende Unterschiede aufbrechen, wenn der Partner sexuell nicht mehr berechenbar und kontrollierbar ist? Die Angst vor Ungewissheit hindert Paare oft unbewusst daran, Veränderungen zu wagen.

Dabei können erotische Unterschiede eine Beziehung nur bereichern. Die Annäherung an die Wünsche und Bedürfnisse des anderen ist allerdings immer auch eine Frage des Respekts. Rücksicht und Neugier müssen einander nicht ausschließen. Der Wunsch, Neues zu entdecken und dabei gewohntes Terrain spielerisch zu überspringen, erweitert den sexuellen Horizont. Überraschen Sie Ihren Partner hin und wieder mit neuen Ideen, aber nehmen Sie in Kauf, dass er nicht gleich jubiliert und sofort alles mitmacht, was Sie vorschlagen. Sie können Ihren Partner nicht berechnen. Lassen Sie sich überraschen, ermuntern Sie ihn zu neuen Ideen, zeigen Sie erotische Spielbereitschaft. Und erschrecken Sie nicht, wenn Sie dabei ungeahnte Seiten an Ihrem Sexualpartner entdecken. Lassen Sie den vertrauten Menschen ruhig ein wenig fremd werden. Denn mit der Fremdheit kehrt oft auch die Erotik zurück.

Vorwürfe und Schuldzuweisungen sind gefährliche Waffen: Gegen die Lust gerichtet, bedeuten sie mit der Zeit den sicheren Tod einer befriedigenden sexuellen Beziehung. »Hast du was an der Prostata, dass ich wie eine Nonne leben muss?« Wenn Sie ihn verletzen wollen, ist es Ihnen mit diesem Satz sicherlich gelungen. Dass er jetzt noch einen hochkriegt und Sie lustvoll vögelt, ist nicht sehr wahrscheinlich.

Gewiss, unbefriedigte Sexualität führt über Jahre hinweg zu Frustration und Bitterkeit. »Die Zeiten, in denen du auf mich eingegangen bist, sind ja wohl ein für alle Mal vorbei.« Ein solcher Vorwurf bringt den Partner in eine prekäre Lage: Geht er daraufhin auf die Wünsche ein, heißt es: »Dass ich dich immer erst aufmerksam machen muss!« Tut er es nicht, behält der andere recht; Unlust und Schuldgefühle machen sich breit. Die Liste unerfüllter Wünsche wird in Phasen sexueller Unzufriedenheit vor dem Partner heruntergeleiert, um ihn zu quälen und zu verletzen. Die gegenseitige Aufrechnung von Vorwürfen führt selten zu einer neuen sexuellen Annäherung.

Die Lösung des Dilemmas und konstruktive Veränderungen werden vom jeweils anderen erwartet. Und so bremsen sich viele Paare gegenseitig aus. Statt immerzu auf den Fehlern des Gegenübers herumzuhacken, sollte man seine Wünsche offen äußern und zuhören, was der Partner zu sagen hat. Einer muss den Anfang machen: warum nicht Sie?

Der Enttäuschung kann man auch anders begegnen: Zum Beispiel durch erotische Verführung! Sie müssen allerdings immer auch ein Nein des Partners einkalkulieren und damit rechnen, dass Ablehnung ein bisschen weh tun kann. Solche Situationen können explosiver Zündstoff für eine fragile Beziehung sein, die ohnehin durch sexuelle Abstinenz ins Ungleichgewicht geraten ist. Eine sich entwickelnde Partnerschaft kann an einem ehrlichen Nein nur wachsen. Wichtig ist dabei, dieses Nein nicht als persönliche Kränkung zu verstehen und gleich die Ehe in Frage zu stellen. Ein Nein heißt nicht zwangsläufig, dass die Liebe und die Beziehung tot sind, dass Sie den Partner nicht mehr reizen und etwas falsch gemacht haben. Es kann auch heißen: »Ich bin fertig, denn der Chef hat mich erniedrigt und vor allen bloßgestellt, ich fühle mich als Mann ganz klein und krieg deshalb jetzt keinen hoch!«

Du kränkst mich, also kränke ich dich

Sexuelle Störungen scheinen jeden Liebesschwur ad absurdum zu führen. Heißt die Verweigerung nicht automatisch: »Du reizt mich nicht mehr so wie früher!« Wenn der Partner mit seiner Lust ins Leere läuft, kränkt und verletzt ihn das. Das wiederum löst Schuldgefühle beim »Versager« aus, und die nächste sexuelle Begegnung wird nicht ohne weiteres unverkrampft ablaufen. In unserer sexuell angeblich so aktiven Gesellschaft scheint die Schuldfrage schnell geklärt: Die Verantwortung für den Konflikt trägt der, der nicht kann! Da muss eine Gegenstrategie her. Der passive Partner geht zum Angriff über und behauptet nun selbst: »Du reizt mich nicht mehr!« Der Satz muss nicht unbedingt ausgesprochen werden – es gibt genügend nonverbale Signale.

Dass auch unsere sexuellen Bedürfnisse nicht gleichförmig verlaufen, sondern Schwankungen und Veränderungen unterworfen sind, wird heute von den meisten Menschen nicht akzeptiert. Es geht immer und überall darum, immer und überall zu funktionieren – im Job wie im Bett.

Doch beim Sex spielt der Körper auf Dauer nicht mit. Da verweigern irgendwann die Geschlechtsorgane ihren Dienst: Er kriegt keinen mehr hoch, und sie wird nicht feucht. Basta!

Es ist nicht leicht, mit Ablehnung umzugehen. Doch ein gesundes Selbstbewusstsein und eine gewisse Lockerheit vermindern das Risiko, enttäuscht zu werden. Was war denn so peinlich beim letzten Mal, als es nicht geklappt hat? Zu befriedigendem Sex gehört immer auch Mut. Machen Sie Ihre Vorlieben deutlich, stehen Sie zu Ihrer eigenen sexuellen Identität. Ihre Wünsche können den anderen erst mal durcheinanderbringen. Damit hat er vielleicht nicht gerechnet. Sie haben sexuelle Phantasien ausgesprochen und wurden abgewiesen? Na und! Es ist nichts Schlimmes passiert.

Vielleicht ist das Risiko ja auch geringer, als Sie befürchten. Sie könnten angenehm überrascht werden, wenn Sie Ihre Wünsche äußern. Warum also den Partner schonen? Zeigen Sie Ihre Sexualität so, wie sie ist, und akzeptieren Sie die Sexualität des Partners. Machen Sie bei allem immer klar, was Sie von ihm wollen. Wenn Sie nichts erzwingen und den anderen mit seinen Wünschen respektieren, ist es weder egoistisch noch rücksichtslos, die eigenen Begierden zu artikulieren.

In der Phase der Verliebtheit gibt man nur allzu leicht seine eigene Sexualität auf, um nicht unangenehm aufzufallen. Auf Dauer tut das keiner Beziehung gut. Niemand kann vollends im sexuellen Profil des anderen aufgehen. Dazu sind Menschen und ihre Bedürfnisse zu unterschiedlich. Doch Unterschiede in der Partnerschaft sollte man annehmen können und ausleben wollen.

Enttäuschung und nicht erfüllte Erwartungen führen leicht zu Schuldgefühlen. Beim Sex geht es eben auch ganz altmodisch um die moralische Pflicht zur Befriedigung des anderen. Es gibt die stillen Schuldvorwürfe, die unausgesprochen im Raum schweben und nicht minder weh tun. Und es gibt die im Streit geäußerten Vorwürfe, die häufig mit einer Rechtfertigung beantwortet werden. Ein ewiges Hin und Her entwickelt sich, bei dem die Klärung des Problems nicht wirklich angestrebt wird. Es ist streitenden Paaren oft wichtiger, die Schuldfrage zu klären, als den Weg aus der sexuellen Sackgasse zu suchen. Dabei wird mit einer Leidenschaft gestritten, die beim Sex fehlt. Man unterstellt dem anderen: »Du willst bloß nicht!« Die Suche nach der Schuld endet nicht selten in einer endlosen Spirale von Verletzungen, die wie ein wachsender Lustkiller jede Neubegegnung wieder ein bisschen schwerer machen. Die Folgen sind fatal: Tief im Innern fühlt man sich als Versager, der es wieder einmal nicht gebracht hat. Frauen neigen in solchen Fällen dazu, ES über sich ergehen zu lassen, weil sie sich verpflichtet fühlen. »Hauptsache, es hat ihm gefallen!« Selbst hervorragendes schauspielerisches Talent und perfekt vorgetäuschte Orgasmen können den Partner auf Dauer nicht trügen. Es ist eine andere Form von Betrug, die nicht minder gefährlich ist. Der andere fühlt sich missachtet und nicht wirklich wahrgenommen. Sexuelles Desinteresse löst nicht selten Wut und Empörung aus.

Wissen Sie überhaupt, was Sie wollen? Der Unterschied zwischen Phantasie und Wunsch sollte zunächst geklärt und ausgelotet werden. Manche Bedürfnisse schlummern sanft und werden vom Partner erst geweckt, wenn Sie gemeinsam etwas Neues probieren. Beim Ausbalancieren der Wünsche kann man sich annähern und so zum Höhepunkt gelangen. Es gilt herauszufinden, wo es erotische Gemeinsamkeiten gibt. Spielen Sie miteinander, statt sich gegenseitig zu analysieren und zu grübeln. Reden Sie ein bisschen über Erotik und lassen Sie sich Zeit für Zärtlichkeiten (es sei denn, es soll ein Quickie werden). Hören Sie zu, was der Partner sagt, und achten Sie auf das, was er nicht sagt: Einfühlungsvermögen ist hilfreich, wenn man zum Orgasmus kommen will. Doch man darf dem anderen durchaus etwas zumuten. Immerwährende Rücksichtnahme führt irgendwann zum Verlust der eigenen sexuellen Identität und damit zur sexuellen Selbstaufgabe. Das törnt nur ab und macht den anderen zu einem selbstlosen Erfüllungsgehilfen. Und wer will schon eine Frau oder einen Mann mit Helfersyndrom beim Sex? Sexualtherapeuten sprechen von »Gnadensex«, wenn ein Partner etwas über sich ergehen lässt. Solche sexuellen Almosen schädigen das Selbstwertgefühl und sind entwürdigend für beide Seiten. Was passiert, wenn Sie feststellen, dass Ihr Partner in den letzten Jahren mehr aus Mitleid als aus Lust mit Ihnen geschlafen hat? Sicher fühlen Sie sich getäuscht und hintergangen.

Es kann natürlich sein, dass Sie die »neuen« erotischen Bedürfnisse Ihres Partners nicht erfüllen können. Was ist, wenn er mit zwei Frauen schlafen will oder mit einem

Mann? Wenn sie lesbische Ambitionen hat oder eine Vergewaltigungsphantasie, die ihn beunruhigen? Eine Klärung im Bereich der sexuellen Bedürfnisse kann letztendlich auf getrennte Wege hinauslaufen. Doch ist die Angst vor einer eventuellen Trennung ein dauerhaftes Unterdrücken der eigenen Bedürfnisse wert?

Bisexualität des Partners kann Angst machen. Einmal wegen der erhöhten HIV-Gefahr, aber auch weil sie als etwas Fremdes und nicht Nachvollziehbares erscheint. Statt sich zu trennen, ist eine Änderung der Einstellung hilfreich, denn ändern wird sich der andere nicht. Kann ich damit leben, dass mein Partner Männer und Frauen begehrt? Wenn Sie die Partnerschaft erhalten wollen, dann versuchen Sie, das Problem loszulassen, sich zu entspannen und die Freiheit zu genießen, die mit dieser Konstellation verbunden ist. Überwiegt das negative Gefühl, ist eine Trennung wohl unvermeidlich.

Bei allem, was Spaß macht, ist Freiwilligkeit oberstes Gebot. Es ist alles erlaubt, wenn alle erwachsen und alle einverstanden sind. Nichts darf forciert, nichts erzwungen oder mit Gewalt eingefordert werden. Bevor Sie kategorisch nein zu einem Wunsch Ihres Partners sagen, sollten Sie es wenigstens einmal spielerisch probieren. Der Unterschied zwischen zwei Menschen und ihren Bedürfnissen ist erst mal keine Bedrohung. Im Gegenteil: Es kann eine Bereicherung sein, den anderen als anders zu erleben und sich darauf einzulassen. Das erfordert Toleranz und Mut. Es geht nicht um Duldsamkeit und Ertragen, sondern um das Vergnügen, das man sich gegenseitig bereitet.

Lachen bringt Leichtigkeit ins Spiel. Sex wird – gerade wenn es Probleme gibt – viel zu ernst genommen! Kitzel- statt Kuschelsex vergrößert den Kontrollverlust und ist als Vorspiel zur Entdeckung verborgener erogener Zonen perfekt geeignet. Gerade Körperstellen, die selten berührt werden, reagieren besonders empfindlich auf Kitzelsex: Dazu zählen die Innenseiten der Ellbogen, Kniebeugen, Nabel, Hals und Fußsohlen, aber auch der Hodensack. Die Muskeln spannen sich an, jede Körperzelle wird erregt. Der besondere Kick beim Kitzelsex ergibt sich aus der magischen Grenzerfahrung zwischen »genießen« und »ertragen«, zwischen »Täter« und »Opfer«: also dem, der kitzelt, und dem, der gekitzelt wird.

Sind Sie ein Kopfmensch? Nehmen Sie ein Blatt Papier zur Hand und schreiben Sie alles auf. Lassen Sie sich von Ihren Gelüsten treiben, notieren Sie, was Ihnen durch den Kopf geht. Wer ist eher zurückhaltend mit Wünschen und Forderungen, wer ist in der fordernden Position? Welche Vorstellung haben Sie von gutem Sex? Haben die erotischen Probleme etwas mit einem Konflikt in der Partnerschaft zu tun? Sie müssen diesen Zettel hinterher niemandem zeigen – auch Ihrem Partner nicht. Schreiben Sie alles auf, um Klarheit über Ihre eigenen Bedürfnisse zu gewinnen. Es ist Ihre erotische Wunschliste, die Ihnen hilft, sich besser zu orientieren. Schreiben Sie, was Ihnen an Ihrem Partner gefällt, was Sie vermissen und warum Sie ihn lieben. Rufen Sie Erinnerungen wach. Wo haben Sie sich kennengelernt? Machen Sie doch mal wieder einen Ausflug dorthin. Es ist kein Ort? Macht nichts – dann reisen Sie in die emotionale Situation zurück.

Meine Rolle, deine Rolle

Viele Therapeuten raten zu Inszenierungen und Rollenspielen, um festgefahrene Muster in der Beziehung aufzubrechen. Das Spiel mit verschiedenen Rollen ist allerdings nicht jedermanns Sache. Verkrampfte Dialoge und gehemmtes Gehampel verschärfen eher die Situation, als für Entspannung zu sorgen. Es gehören schon Mut und eine gewisse Nähe dazu, sich vor dem anderen als Nutte oder Bauarbeiter, als Krankenschwester oder Latin Lover zu gerieren. Doch wenn man es schafft, in eine andere Rolle zu schlüpfen, und sich darauf wirklich einlässt, kann das Spiel sehr erregend und befreiend sein. Kommen Sie nie auf Ihre Kosten, weil Sie ständig alles tun, um Ihren Partner zu bedienen? Im Rollenspiel lässt sich das Problem leicht lösen: Jetzt ist der andere Ihr Liebesdiener, und Sie bestimmen, was geschehen soll.

Gekaufter Sex ist bei solchen Rollenspielen besonders beliebt. Einer muss zahlen, der andere verkauft eine Dienstleistung. Das Spiel darf durchaus realistisch ablaufen: Sagen Sie, was Sie verlangen und wie viel Sie dafür zu zahlen bereit sind. Verhandeln Sie über die Dauer der Leistung und halten Sie den Zeitrahmen strikt ein. Auch wenn in diesem Spiel echtes Geld über den Tisch geht, sind nur »Leistungen« käuflich, die beiden Spaß machen!

Zu einer guten Inszenierung gehört die perfekte Verkleidung. Übertreiben Sie ruhig: Die Pailletten auf dem Kleid der Diva dürfen glitzern wie Lametta am Weihnachtsbaum, Federboa und Stöckelschuhe machen das Bild perfekt. Und wenn der Bauarbeiter kommt, kann er ruhig Werkzeug mitbringen und ein verschwitztes T-Shirt tragen. Allerdings sollte die ganze Aufführung nicht wie ein Karnevalsauftritt wirken, denn mit Lächerlichkeit geht die Erotik verloren. Wenn Sie sich in der Rolle plötzlich unwohl fühlen, sagen Sie es und steigen Sie aus.

Lustvolle Geschenke

Schon mal einen »Hurenspaziergang« gemacht? Organisierte und geführte Touren durchs Rotlichtmilieu machen Lust und Laune. So ist zum Beispiel das hautnahe Erlebnis auf der Hamburger Reeperbahn Teil einer Stadtführung, die in einschlägige Lokale und Sexshops führt und Einblick ins Hamburger Nachtleben gibt. Ein Gutschein für ein erotisches Sexspielzeug, das man gleich auf dem Kiez kaufen kann, rundet den Ausflug ab. Überall in Deutschland finden regelmäßig Fetischpartys sowie Sex- und Erotikmessen statt. Sie sind einen Besuch wert.

Sex im Museum

Auch Museumsbesuche können Lust bereiten. Liebesspielzeuge, ausgefallene Phallussymbole und Aktfotografien bringen die Besucher eines Erotikmuseums in Stimmung.

Verschenken Sie beispielsweise einen Besuch im Hamburger Erotic Art Museum (www.eroticartmuseum.de). Es befindet sich in der Nähe der Reeperbahn im Stadtteil St. Pauli und präsentiert die größte Sammlung erotischer Kunst weltweit.

In Berlin gibt es das Beate-Uhse-Erotik-Museum (www.erotikmuseum.de). Auf drei Etagen sind Kostbarkeiten aus allen Kulturkreisen ausgestellt.

Wer weiter reisen will, kann in Amsterdam den »Venustempel« (www.sexmuseumamsterdam.nl) besuchen. Das

Museum wurde bereits vor über zwanzig Jahren eröffnet und bietet einen Einblick in die Sexgeschichte der letzten 4000 Jahre.

In Kopenhagen gibt es das »Museum Erotica« (www.museumerotica.dk) mit einer eigenen Abteilung, die Marilyn Monroe gewidmet ist.

Natürlich findet sich auch in der Stadt der Liebe, in Paris, ein »Musée de l'érotisme« (www.musee-erotisme.com), das im verruchten Pariser Bezirk Pigalle liegt. Auf sieben Etagen kann der Besucher sich auf Französisch inspirieren lassen.

Wer sich für antike Präservative interessiert und »Maschinen« rund um Sex und Erotik mag, findet in Prag das »Sex Machines Museum« (www.sexmachinesmuseum.com).

Die Reise durch Europas Sexmuseen muss in Tschechien noch nicht enden. Das Museo Erotico in Madrid hat sich speziell den Themen Sadomasochismus und Masturbation angenommen.

In Venedig gibt es das »Museo d'Arte Erotica«, ein Museum der erotischen Kunst.

Selbst in China lässt sich Sexspielzeug besichtigen – und zwar aus den letzten 6000 Jahren!

Reif für die Insel

Kultur törnt Sie ab? Dann spielen Sie doch Herr Robinson & Frau Crusoe. Feiner weißer Sand, salziger Wind und der Duft des Meeres erhitzen die Gemüter. Warum packen Sie nicht die Badehose und den Bikini ein, nur um die Badekleidung dann schnell wieder auszuziehen und sich auf einer einsamen Insel zu lieben? Es gibt Urlaubsziele mit Sex-Appeal: Dazu gehört die Südseeinsel Bora-Bora, die Indien vorgelagerten Malediven und die Seychellen vor der Küste Ostafrikas. Auch Madagaskar und Mauritius, Sansibar und Sylt bieten Inselurlaub at its best. Und wenn bei Capri die Sonne im Meer versinkt, werden die Sinne wach. Exotische Ziele sorgen für die nötige Erotik. Doch auch am Baggersee im Sauerland kann Freude aufkommen.

Wenn Sie nicht vor die Tür wollen, verschenken Sie doch eine erotische Gutenachtgeschichte. Lesen Sie Ihrem Partner etwas Prickelndes vor. Holen Sie sich Anregungen aus »Kamasutra oder die Kunst des Liebens«, dem ältesten überlieferten Ratgeber in Sachen Sex (dazu unten mehr).

Zu den Klassikern erotischer Literatur gehört auch die Geschichte »Justine oder die Leiden der Tugend« des Marquis de Sade. Sie spielt 1797 in Frankreich. Justine will auf dem Pfad der Tugend bleiben, doch das Liebesleben hat anderes mit ihr vor.

»Die Memoiren der Fanny Hill« ist die Geschichte einer Prostituierten, die als naives Mädchen in einem Freudenhaus gelandet ist.

Das Buch »Lady Chatterley« war in England bis 1960 verboten, weil es detailgetreu sexuelle Handlungen beschreibt.

Casanova (»Aus meinem Leben: Giovanni Casanova«) soll gesagt haben: »Ich habe die Frauen manchmal bis zum Wahnsinn geliebt …« In dem Buch geht er auf eine erotische Reise durch Paris, Rom, Wien und Venedig im 18. Jahrhundert.

Keine Lust zu lesen? Dann leihen Sie sich einen Film aus. Beim DVD-Schauen haben Sie die Hände frei für eine Massage und können dabei von tropischen Stränden träumen.

Was ist eigentlich Kamasutra? Das Wort stammt aus dem Sanskrit und bedeutet übersetzt so viel wie »Verse des Verlangens«. Die indischen Texte, die vermutlich schon vor 1800 Jahren geschrieben wurden, sind zunächst mal als schlüpfrige Gebrauchsanweisung für Sexualpraktiken bekannt, doch sie gehen weit darüber hinaus. In den Texten wird ausdrücklich darauf hingewiesen, dass Sadomaso-Praktiken, Schläge, Kneifen und Beißen nicht von allen als lustvoll empfunden werden. Das älteste bekannte Erotiklehrbuch der Welt ist auch ein Anstands-Knigge fürs Bett.

Durchaus nicht typisch für die Geschichte der Erotik ist, dass hier auch das Lustempfinden der Frau berücksichtigt und detailliert beschrieben wird, wie es sich steigern lässt. Der Bauch der Frau zum Beispiel wird als ein wichtiges erotisches Zentrum betrachtet. Er ist im Kamasutra ein Symbol der Fruchtbarkeit. Deshalb wird das Vorspiel häufig mit einer Bauchmassage begonnen, die an die Bewegungen des Bauchtanzes erinnert und der Steigerung der Lust dient. Für die Massage legt der Mann beide Handflächen auf den unteren Bauch der Frau und drückt ihn sanft nach außen, um ihn dann wieder nach oben zu rollen. Man soll mit der Rollbewegung langsam beginnen, im Rhythmus bleiben und das Massagetempo allmählich steigern.

Einige der im Kamasutra beschriebenen Stellungen erinnern ein bisschen an rhythmische Sportgymnastik oder eine Form des Ringkampfs. Sie erfordern etwas Geschick, doch gesteigerter sexueller Genuss ist die Belohnung für alle Mühe. Sind Sie bereit für einen Stellungswechsel? Es klingt komplizierter, als es ist. Doch eines steht fest: Probieren ist lustvoller als Studieren.

Nehmen Sie ihn in die Zange

Bei dieser Position bestimmt SIE, wann und wie tief sein Penis eindringt. ER liegt auf dem Rücken und hat die Beine aufgestellt, sie setzt sich in Reiterstellung auf seinen Schoß, lehnt sich an seinen Schenkeln an und bestimmt die Bewegung, mit der der Penis eindringt. Spannen Sie die Muskeln der Vagina an und halten Sie die Spannung eine Weile. So kommen beide zum erotischen Hochgenuss.

Öffnen Sie sich

Die Position erinnert ein wenig an die Missionarsstellung, doch der Penis dringt tiefer ein. Deshalb wird bei der Penetration eine behutsame Bewegung empfohlen. Sie liegt auf dem Rücken, streckt ihre Beine gerade durch und hebt sie dabei so hoch wie möglich. Er presst sich stark gegen ihre Schenkel und stützt seine Arme neben ihren Schultern ab. Sie kann sich jetzt mit den Händen an seinen Armen festhalten. Dann dringt er in sie ein.

Umklammern Sie ihn

Sie liegt auf dem Rücken und umklammert seinen Körper mit ihren Beinen, er stützt sich auf seinen Händen und Knien ab, während er mit seinem Penis eindringt. Im Rhythmus seiner Stöße drückt sie ihr Becken gegen seinen Schoß und reibt dabei ihre Klitoris an seinem Penis.

Breiten Sie die Beine aus

Sie liegt auf dem Rücken und spreizt ihre Beine wie die ausgebreiteten Flügel eines Adlers seitlich ab. Mit dem Po liegt sie dabei auf der äußersten Kante des Bettes, während er zwischen ihren Schenkeln auf dem Boden kniet. Dann zieht er sie auf seinen Penis und stößt leidenschaftlich zu.

Lassen Sie sich flachlegen

Im Kamasutra ist von der Drachenstellung die Rede, wenn er seinen Oberkörper weit nach oben streckt, während er auf ihr liegt. Dabei stützt er sich mit Händen und Knien ab. Sie wölbt leicht den Rücken und drückt dabei ihren Po auf den Boden. Wenn er eindringt, wird sein Penis in dieser Position gegen den oberen Bereich der Schamlippen gepresst. Dabei stößt er flach und tief zu.

Genießen Sie die Tiefe

Extremes Lustempfinden und Schmerz liegen bei dieser Position nahe beieinander, deshalb ist bei der Penetration Vorsicht und Rücksichtnahme oberstes Gebot. Er dringt sehr tief ein, während ihre Vagina in dieser Stellung weit gedehnt ist. Und so geht's: Sie liegt auf dem Rücken, er kniet zwischen ihren Oberschenkeln. Dann hebt er ihr linkes Bein hoch und legt es sich auf die Schulter. Seine linke Hand ergreift jetzt ihren rechten Oberschenkel, um seinen linken Oberschenkel darunterzuschieben. In dieser Position dringt sein Penis tief in sie ein.

Setzen Sie ihm die Ferse auf die Stirn

Sie liegt auf dem Rücken und drückt die Ferse eines Fußes an seine Stirn, während er vor ihr kniet und das erhobene Bein mit der Hand sanft und rhythmisch mitbewegt, wenn sein Penis in sie eindringt. Sie kann sich mit der Hand während der Penetration selbst streicheln und sich so zusätzliche Lust verschaffen.

Überkreuzen Sie die Beine

Um das Becken weit zu öffnen, legt sie sich auf den Rücken, zieht die Beine an und überkreuzt sie. Er kniet vor ihr und führt seinen Penis in ihre Vagina ein. Wenn er jetzt sanften Druck ausübt, erhöht sich die Anspannung in ihren Oberschenkeln. Das steigert die Lust. Je näher er an sie heranrückt, desto intensiver spürt sie seinen Penis.

Stimulieren Sie die Schamlippen

Er kniet vor ihr auf seinen Fersen, während sie mit ausgestreckten Beinen mit dem Po auf seinen Schenkeln liegt. Er dringt zunächst lediglich mit der Spitze seines Penis in sie ein und reibt mit Daumen und Zeigefinger die Öffnung ihrer Vagina, um die äußeren Schamlippen zu stimulieren. Bevor er ganz in sie eindringt, reibt er ihre Klitoris. Für sie ist diese Position aus dem Kamasutra extrem erregend und genussvoll.

Schieben Sie den Po aufs Kissen

Er steht oder kniet am Rand des Bettes, sie liegt auf dem Rücken und zieht die Beine an. Ihre Vagina ist weit geöffnet, damit er eindringen kann. Jetzt schiebt er ein dickes Kissen sanft unter ihren Po, hebt ihr Becken etwas an und stellt seine durchgestreckten Arme neben ihre Schultern. Ihre Schenkel drücken gegen seinen Oberkörper. Da der Penis in dieser Position sehr tief eindringt, ist eine behutsame Bewegung wichtig, um Schmerzen zu vermeiden.

Reiten Sie ihn

Sie bettet ihn auf mehrere Kissen, damit er schön weich und hoch auf dem Rücken liegt. Dann kniet sie sich zwischen seine Beine. Er nimmt seine Oberschenkel nach oben und zieht sie an sich. Sie muss möglichst nah an ihn heranrücken und mit ihren Händen seine Schenkel nach außen spreizen. Während sie sich nach vorne beugt, drückt sie ihre Vagina auf seinen Penis. Sie muss sich vorsichtig bewegen, damit er nicht herausrutscht.

Wiegen Sie sich auf seinem Schoß

Sie schiebt das Becken leicht nach vorn, während sie auf seinem Schoß sitzt und sich seinen Penis sanft einführt. Dabei stützt sie sich mit einer Hand nach hinten ab und legt den anderen Arm um seinen Hals. In dieser Position kann sie sich sanft vor und zurück wiegen und seinen Penis spüren.

Machen Sie es mal im Stehen

Um in die stehende Position zu kommen, setzt sie sich am besten vorher mit gespreizten Beinen auf einen Stuhl. Er hockt sich vor sie zwischen ihre Beine, hebt sie hoch und dringt dabei mit dem Penis in sie ein. Um die Stellung zu halten, muss sie mit ihren Beinen seine Hüften umklammern. Diese Position erfordert Kraft; sie kann deshalb auch halb sitzend auf einem Tisch ausgeführt werden.

Ziehen Sie die Beine an

Sie liegt auf dem Rücken, winkelt die Beine an und zieht sie so hoch, wie es geht. Er dringt in sie ein und hebt dabei ihr Becken leicht an, um die erogenen Zonen zu stimulieren. Weil er sich in der Position nicht abstützen muss, kann er gleichzeitig ihre Brüste mit seinen Händen kneten und liebkosen.

Sex im Haushalt

Es müssen ja nicht unbedingt die Verrenkungen des Kamasutra sein, die Ihnen beim Liebesspiel Befriedigung verschaffen. Im Haushalt gibt es jede Menge Sex-Toys. Sie brauchen nur etwas Phantasie, dann finden Sie die Lustobjekte im Besteckkasten in der Küche, im Kühlschrank und im Badezimmer, im Kleiderschrank und im Schmuckkästchen. Hausfrauensex muss nicht langweilig sein. Fesseln Sie sich doch einmal mit Frischhaltefolie. Sie müssen sich nicht erst in einen Sexshop wagen, um Bondage-Tape zu kaufen. Frischhaltefolie hat keine Klebeschicht und haftet trotzdem perfekt auf nackter Haut. Auch die Seidenkrawatte aus dem Schrank wird zur Fessel oder zur Augenbinde für blinde Kühe und geile Stiere.

Haben Sie einen Stößel für frische Kräuter im Küchenschrank? Machen Sie Ihren Partner doch mal mit dem Stößel scharf und missbrauchen Sie das Küchengerät als Dildo. Massageöl macht aus dem Küchen-Dildo einen Luststab. Schauen Sie mal in Ihren Schrank mit den Putzmitteln: Da gibt es doch bestimmt einen Staubwedel. Auch mit Fellpuscheln und Federn kann man den Partner an erotischen Stellen verwöhnen und zur Ekstase kitzeln. Mit der Gabel sanft den Rücken herunterfahren bereitet ebenso viel Lust wie das Gebläse des Haartrockners. Stellen Sie eine angenehme Temperatur ein und lassen Sie sich von der warmen Luft liebkosen. Manche mögen es kalt: Legen Sie den Knethaken eines Handrührgeräts ins Eisfach. Diese Geräte können nicht nur Kuchenteig durchkneten. Das kühle Metall auf heißer Haut, das sich bei niedriger Stufe an den Oberschenkeln hocharbeitet, ist ein echter Lust-Mixer. Schon mal an die Waschmaschine gedacht? Setzen Sie sich einfach darauf, wenn die Wäsche im Schleudergang ihre Runden dreht. Die Vibration des Motors ist für Ihren Unterleib sehr erregend.

Originelle Gedanken zum Thema Sex

Sex zu haben ist natürlich wesentlich befriedigender, als nur darüber zu reden. Aber vielleicht lassen Sie sich ja auch durch ein paar kluge Sprüche anregen? Berühmte und weniger prominente Persönlichkeiten haben sich zum Thema Erotik und Liebe frivol geäußert. Menschen, von denen man es erwartet – wie etwa Giacomo Casanova –, und eher harmlose Zeitgenossen wie Erich Kästner und Robert

Lembke haben ihre erotischen Gedanken formuliert und dabei durchaus wilde Gelüste durchblicken lassen. Nur nicht so direkt wie Prince Charles, der Anfang der 1990er Jahre so gern ein Tampon gewesen wäre, weil er seine Camilla nicht offiziell beglücken durfte. Im Film- und Popgewerbe sind die Frauen mit ihren Sprüchen und dem dazugehörigen Selbstbewusstsein nicht zu toppen. »Ich versuche nicht, eine Sexbombe zu sein. Ich bin es«, soll die australische Popsängerin Kylie Minogue mit dem Brustton der Überzeugung gesagt haben. Was den abgeklärten Blick auf die Männerwelt angeht, können »normale« Frauen von den Diven viel lernen …

»Mit Männern hat man es schwer. Aber ohne sie funktionieren leider viele Stellungen nicht.«

Pamela Anderson, US-Schauspielerin

»Intelligente Männer? Man erwartet von einem Vibrator ja auch keine Buchbesprechung!«

Jerry Hall, Ex-Supermodel und Ex-Frau von Rolling Stone Mick Jagger

»Frauen haben deswegen keinen Schwanz, weil sie ihr Gehirn im Kopf haben.«

Courtney Love, US-Schauspielerin und Sängerin

»Erwarte von einem Mann nicht, dass er sich zu dir bekennt. Wenn Männer ›wir‹ sagen, meinen sie sich und ihren Schwanz.«

Sarah Jessica Parker, US-Schauspielerin

»Mobiltelefone sind das Einzige, bei dem Männer darüber streiten, wer das kleinere hat.«

Calista Flockhart, US-Schauspielerin

»Der Sinn des Lebens ist es, irgendwie die Zeit zwischen zwei Orgasmen zu überbrücken.«

Katie Price, Ex-Boxenluder

»Sex ohne Erotik ist wie Turnen ohne Geräte.«

Faye Dunaway, US-Schauspielerin

»Wenn ich auf die Knie gehe, ist es nicht, um zu beten.«

Madonna, Pop-Ikone

»Nur weil ein Mann so ein Ding zum Ausfahren hat, heißt das noch lange nicht, dass er es auch immer und überall einfahren kann.«

Goldie Hawn, US-Schauspielerin

»Sex ist wie Luft: nicht so wichtig – bis man zu wenig davon bekommt.«

Sharon Stone, US-Schauspielerin

»Kerle, die gut aussehen, sind nie gut im Bett – weil sie es nicht nötig haben.«

Sarah Jessica Parker, US-Schauspielerin

»Die Phantasie des Mannes ist die beste Waffe der Frau.«

Sophia Loren, italienische Leinwand-Ikone

»Ich hätte lieber eine Tasse Tee als Sex.«

Boy George, Popstar

»Liebe ist eine tolle Krankheit, da müssen immer gleich zwei ins Bett.«

Robert Lembke

Die Klassiker kommen dagegen zwar etwas getragen daher, doch sie haben auch so manchen flotten Spruch zum Thema losgelassen:

»Küssen ist ein Ausdruck der Fresslust, die darauf zielt, das Objekt zu verschlingen.«

Giacomo Casanova

»Versuchungen sollte man nachgeben. Wer weiß, ob sie wiederkommen.«

Oscar Wilde

»Die Liebe ist ein Zeitvertreib, man nimmt dazu den Unterleib.«

Erich Kästner

»Treu ist man von selbst, wenn man ganz liebt.«

Friedrich Schlegel

»Es sind die kleinen Rechthabereien, die eine große Liebe zerstören können.«

Max Frisch

»Die Liebe schneidet ins lebendige Fleisch.«

Hugo von Hofmannsthal

»Die schönsten Erinnerungen sammelt man immer zu zweit.«

Luise Rinser

»Wer nicht liebt, lebt nur zur Hälfte.«

Herbert Heckmann

Lexikon der Liebe

Lassen Sie sich inspirieren. Lernen Sie die Sprache der Liebe und gehen Sie dabei in die Lust-Schule. Geben Sie Ihrem Partner ein bisschen Nachhilfeunterricht und bringen Sie ihm einige Vokabeln bei. Hier sind die geläufigsten Begriffe auf einen Blick. Das Lesen der Erläuterungen und ein bisschen Bettgeflüster bringt Sie vielleicht auf schmutzige Gedanken …

Vorsicht, von hinten

Analverkehr wird in manchen Ländern als eine Art Empfängnisverhütung praktiziert. Der Mann dringt dabei von hinten nicht in die Scheide, sondern in den Po ein. Anal heißt: den After betreffend.

Ist bei der Sexualpraktik von »a tergo« die Rede, wird der Akt ebenfalls von hinten vollzogen, doch wo der Penis eindringt, ist nicht definiert – es kann in die Vagina oder in den After sein. Dagegen ist die Befriedigung zwischen den Pobacken (ohne irgendwo einzudringen) ein eher harmloses Vergnügen.

Keine Hemmungen

Alkohol ist ein beliebtes Anregungsgetränk: Die Wirkung ist zwar sexuell stimulierend, doch im engeren Sinne ist Alkohol kein Aphrodisiakum. Zu allen Zeiten haben die Menschen Mittel zur Steigerung ihrer Begierde geschluckt, um länger und intensiver zu lieben. Bei Naturvölkern gehören anregende, berauschende Mittelchen wie selbstverständlich zum Geschlechtsverkehr. Schon in der Antike wurden Kräuter und duftende Essenzen verwendet, um die Lust zu steigern. Nach Aphrodite, der griechischen Göttin der Liebe, wurden erotisierende Mittel Aphrodisiakum genannt. Man mischte pflanzliche Mittel wie Sauerampfer und Stranddistel mit Wein oder nahm Alraune oder Falzblume. Im Mittelalter galten die unerschwinglich teure Muskatnuss und die Tomate, die auch als Liebesapfel bezeichnet wurde, als Zauber für zärtliche Momente. Heute schreibt man Austern, Trüffeln, aber auch dunkler Schokolade und Meeresfrüchten wie Muscheln eine steigernde Wirkung zu. Die Pharmaindustrie hat Mittelchen wie Viagra für Männer mit schwachen Lenden im Sortiment.

Ein bisschen bi

Wer durch Männer *und* Frauen sexuell erregbar ist, wird als bisexuell bezeichnet. Bisexuellen fällt die Entscheidung manchmal schwer, welchem Geschlecht sie sich zuwenden sollen. Asexuell hingegen ist ein Mensch, der überhaupt keinen Bock auf Sex hat.

Ganz schön dunkel

Im Darkroom (englisch für Dunkelkammer) ist alles möglich: Wer gerade von wem begattet wird, wo sich die eigenen Finger befinden und der Penis ein Loch gefunden hat, bleibt ganz im Wortsinn im Dunkeln verborgen. Speziell in Schwulen- und Swingerclubs gibt es Darkrooms, in denen die Verbreitung von HIV eine düstere Rolle gespielt hat. In vielen Darkrooms gibt es »französische Wände«, die Löcher haben, durch die man(n) ganz anonym seinen Penis stecken kann. Am anderen Ende nimmt jemand das Teil in den Mund oder macht sonst was damit. Von Tossing spricht man bei spontanem Geschlechtsverkehr mit einem völlig Fremden, der einem außerhalb von Darkrooms (beispielsweise im Flugzeug oder bei einer Bahnfahrt) zufällig begegnet und den man anschließend nie wiedersieht. Begegnungen dieser Art sind nicht ungefährlich.

Ich sag dir was

Versaute Worte und sexy Beschimpfungen können die Lust steigern. Verbalerotik eignet sich als Ersatzbefriedigung, indem man durch obszöne Ausdrücke und Sauereien den Partner anfeuert. Aus dem Englischen stammt der Begriff »Dirty Talk«, schmutziges Gerede. Während man sich beim romantischen Liebesgeflüster zärtliche Dinge sagt (»Du bist mein Leben«), geht es beim Dirty Talk deftiger zur Sache. Doch Vorsicht mit dem, was man sagt. Paare sollten *eine* Sprache sprechen, denn sonst geht der Schuss leicht nach hinten los. Die Lust am frivolen Wort kann die Erregung steigern, doch ein derber Ausdruck zur falschen Zeit bewirkt ebenso leicht das Gegenteil. Beleidigungen oder erniedrigende Befehle, Fäkalsprache und Beschimpfungen kommen nicht bei jedem gut an und können als verbaler Missbrauch verstanden werden. Mit französischen oder mit poetischen Ausdrücken (»Lass mich deinen Champagnerschaum schlürfen«), erotischen Phantasiegeschichten oder vulgären Befehlen (»Bück dich, damit ich dir meinen harten Ständer reinrammen kann«) lassen sich mehr oder weniger schmutzige Phantasien wecken. Hauptsache, der Partner steht auf die Wortwahl.

Komm mit mir

Sie sind nicht gern allein und auf einen kultivierten Flirt aus? Lassen Sie sich professionell begleiten. Die Walker (englisch für Spaziergänger), die vom Escort-Service vermittelt werden, sehen toll aus, können amüsant und unterhaltsam, kultiviert und erotisch sein, doch sie sind nicht automatisch was fürs Bett. Das kostet entweder extra oder ist von vornherein ganz ausgeschlossen.

Guck mal

Exhibitionisten zeigen gern, was sie haben. Besonders reizvoll ist es für sie, wenn sie sich anderen Menschen unverhofft nackt präsentieren und diese dann schockiert oder erschrocken reagieren. Der Überraschungseffekt durch Erschrecken gibt dem Exhibitionisten einen extra Kick. Flasher oder Flitzer nennt man Exhibitionisten, die nackt durch die Straßen rennen oder sich auf dem Fußballplatz zeigen.

Leck mich doch

Diese Sexualpraktik wird »Blasen« oder »Lecken« genannt, Experten sprechen von Fellatio. Die Technik bereitet Männern ganz besondere Freude. Sie mögen es, zum Orgasmus geleckt und gelutscht zu werden. Wenn die Frau nur passiv ihren Mund aufmacht und der Mann aktiv vor- und zurückstößt, ohne dass die Frau am Glied mit der Zunge leckt, spricht man von Irrumation. Auch Männer können ihrer Partnerin (oder ihrem Partner) mit der Zunge allerlei Vergnügen bereiten.

Enge Bande

Fesselspiele werden auch Bondage genannt und gehören zu den sexuellen Vorlieben, die mit Disziplinierung, Dominanz und Unterwerfung zu tun haben. Totale Freiwilligkeit und das Einverständnis aller Beteiligten ist Grundvoraussetzung für den Spaß! Sonst kann aus dem Vergnügen schnell ein Straftatbestand werden: sexuelle Nötigung, Missbrauch widerstandsunfähiger Personen, Freiheitsberaubung und gefährliche Körperverletzung.

Harmlose Fesselspiele jedoch gehören heute nicht mehr ausschließlich zur harten Sadomaso-Szene, sondern sind in weniger strenger Version beim Standardsex ein erregendes Extra. Die nötigen Accessoires für Fesselspiele, wie Halsbänder, Ketten, Hand- und Daumenschellen sowie Spreizstangen zur Fixierung der Beine und Züchtigungsgeräte wie der Rohrstock aus Rattan, weiche Lederpeitschen (Flogger) oder kleine Paddel und Reitgerten, kann man beim Sexversandhandel bestellen. Bei Praktiken wie Knebeln und Tapen, bei denen Mund und/oder Nase verschlossen werden, ist das Risiko groß, den Höhepunkt im Himmel zu erleben – es droht Erstickungsgefahr. Übrigens: Das Umschnüren und Einengen des Penis heißt im Fachjargon »Cocking«.

Freude am Fetisch

Die Geschmäcker sind unterschiedlich: Es gibt Fuß-Fetischisten, die auf High Heels stehen und durchs Liebesleben stöckeln, andere mögen den Fuß lieber in flachen Pantoletten und Pantöffelchen oder Stiefeln. Gebrauchte Höschen, Seidenstrümpfe, Uniformen, Pelze oder Regenmäntel können für Wäschefetischisten erregend sein. Doch auch Schnuller, Peitschen und sogar Taschentücher und Haarbürsten wurden schon als Objekte der Begierde gesehen. Eng einschnürende Kleidung aus Lack oder Leder führt bei Fetischisten zu sexueller Erregung. Manchmal ist Fetischismus nur eine vorübergehende Spielart. In krankhaften Fällen kann sich die Sucht nach dem Objekt der Begierde negativ auswirken und sogar zu Diebstählen, Überfällen und Einbrüchen führen.

Schön feucht

Das Feuchtwerden der Vagina durch sexuelle Erregung heißt in der Fachwelt Lubrikation. Der durchsichtige Schleim, der beim Geschlechtsverkehr tropfenweise aus dem erigierten Penis des Mannes kommt, wird auch als Lusttropfen bezeichnet. Beide Feuchtigkeiten dienen als Gleitmittel und hängen eng mit der Erregung zusammen. Doch Medikamente, Erkrankungen wie Diabetes und Depressionen oder das Einsetzen der Menopause und der damit verbundene Hormonstatus einer Frau können zu

Trockenheit im Intimbereich führen. Künstliche Gleitmittel schaffen Abhilfe.

Eiskalt und lustlos

Sexuelles Desinteresse kann viele Gründe haben: Krankheiten und Symptome wie Durchblutungsstörungen vermindern die Orgasmusfähigkeit, Medikamente wie die Verhütungspille können die Lust dämpfen. Aber auch Kummer oder eine antisexuelle, verklemmte Erziehung, Ängste und Aversion dem eigenen Körper gegenüber führen zu Frigidität. Der Begriff kommt aus dem Französischen: Frigide bedeutet kühl. Man weiß heute, dass etwa ein Drittel aller Frauen mindestens einmal im Leben unter einem Mangel an Libido leiden. Frigide zu sein gilt als Makel. Doch frau ist erfinderisch: Ein bisschen stöhnen, ein vorgetäuschter Orgasmus, und der Partner kriegt nichts mit. Vorsicht: Wer über längere Zeit unter Frigidität leidet, sollte einen Gynäkologen befragen oder versuchen, seine Blockaden mit Hilfe einer Psychotherapie zu lösen.

Poppen, ficken, vögeln

Wissenschaftler nennen es Kopulation, Koitus oder Kohabitation, doch der Volksmund hat für den Geschlechtsverkehr viele verschiedene Begriffe gefunden. Während man früher ganz anständig »die Ehe vollzog« und von »Beischlaf« sprach, wird heute überall gebumst, gebürstet, genagelt, geknallt und gerammelt, vor allem aber gefickt und gevögelt. Verbaler Phantasie sind keine Grenzen gesetzt. Wer »Liebe macht«, tut es vielleicht ein wenig romantischer als ein Ficker. Übrigens: Bill Clinton meinte bei seinem

Schwur – »I did not have sexual relations« – schlicht, dass er seinen Penis nicht in die Vagina von Monica Lewinsky gesteckt hat. Tja, da war doch die Sache mit der Zigarre und dem verräterischen Fleck auf dem blauen Kleid. Gut gewichst führt eben oft zur Selbstbefleckung.

Gesundheit!

Sie sind dauernd erkältet, werden oft krank, und Ihr Immunsystem liegt am Boden? Eine ordentliche Dosis Sex gilt als Allheilmittel. Vögeln Sie doch mal wieder für die Gesundheit. Beim Liebesakt wird ein ganzer Cocktail körpereigener Opiate ausgeschüttet. Endorphine dämpfen das Schmerzempfinden, Serotonin sorgt für gute Laune, und Dopamin baut Stress ab. Sex hilft gegen Depressionen und allerlei Ängste. Sie wollen abnehmen? Warum quälen Sie sich mit einer strengen Diät? Beim aktiven Liebesspiel verbrennen Sie in dreißig Minuten bis zu 400 Kilokalorien. Außerdem macht Sex immer ein bisschen high und friedlich. Ein entspanntes Liebesleben ist auch gut für die Gesundheit.

Kleiner Goldfisch

Finger weg! Verwöhnen Sie sich doch einfach mal wie zwei kleine Goldfische, ohne die Hände zu benutzen. Es gibt andere Körperteile, die sich zur Befriedigung des Partners einsetzen lassen. Schon mal an den großen Zeh gedacht? Er lässt sich mit etwas Geschick in die Vagina einführen. Oder ER steckt seinen Penis zwischen ihre Achseln oder ihre Füße. Ungewohnte Stellungen sorgen für ungewohnte Orgasmen. Dabei muss sich der goldigfischige Spaß nicht unbedingt im Wasser abspielen; aber warmes Badewasser kann durchaus inspirierend sein.

Gib Gummi

Die Oberflächenstruktur von Gummi und Latex törnt viele Liebende an. Gummi-Spiele sind bei Freiern beliebt, viele Fetische sind aus Latex und Gummi. Andere wieder stehen auf raschelnde Seide oder Pelze.

Homo oder Hetero

Homosexuell (homo: griechisch »gleich«) sind Schwule – Männer, die Männer lieben – und Lesben – Frauen, die Frauen bevorzugen. Schwule mit typisch weiblichem Gebaren werden abwertend als Tunten bezeichnet. Obwohl Homosexualität in unserer Gesellschaft heute im Prinzip dazugehört und in breiten Teilen der Bevölkerung von der Politik bis zur Unterhaltungsbranche und im Sport weitgehend akzeptiert ist, gibt es immer noch Homophobie: Angst und Abscheu vor Homosexuellen. Der englische Begriff für homosexuelle Männer ist Gays, Frauen werden als Lez bezeichnet. Untersuchungen lassen vermuten, dass etwa 95 Prozent der Menschen heterosexuell (hetero: griechisch »anders«) sind: Mann liebt Frau und umgekehrt. Wer Angst vor Frauen hat, wird übrigens als gynäkophob bezeichnet.

Frauenlust

Während Männer schon immer viel Wind um ihr Geschlechtsteil gemacht haben, ist es um den Intimbereich der Frau jahrtausendelang eher ruhig geblieben. Mädchen haben halt weniger zu vergleichen. Ihre Geschlechtsteile liegen eher im Verborgenen. Zwar hat der Meister der Psychoanalyse, Sigmund Freud, den angeblichen Penisneid der Frau diagnostiziert, doch der Kult um den weiblichen Genitalbereich ist neu. Der Irrsinn der Schönheitsoperationen macht inzwischen auch davor nicht halt. Intim-Chirurgie ist der neueste medizinische Trend. Dabei geht es um Verkleinerung der Schamlippen, Fettabsaugung des Schamhügels und Auffüllung der großen Schamlippen mit Eigenfettlappen. Nichts ist mehr unmöglich!

Bevor Sie an Ihren Geschlechtsteilen herumschnippeln lassen, sollten Sie genauer hinsehen und sich ein wenig über die Anatomie aufklären lassen. Es gilt nicht nur, den G-Punkt zu finden. Im Gegensatz zum männlichen Geschlechtsteil, das auch zum Pinkeln gebraucht wird, ist die Klitoris der Frau ausschließlich für ihr Vergnügen da. Dieser kleine unscheinbare Knubbel hat erotisch-sensible Nervenenden, die bis weit ins Becken reichen und sich sogar in die Innenseiten der Oberschenkel erstrecken. Während Männer ihren Penis von klein auf liebevoll betrachten, vergleichen und mit ihm spielen, gehen Frauen eher etwas distanziert mit ihren Sexualorganen um. Vielleicht, weil man sie nicht so gut sehen und in die Hand nehmen kann.

In Frauenmagazinen liest man es immer wieder: Penetration allein genügt nicht! Von klitoralen und vaginalen Orgasmen ist dort die Rede. Männer machen sich die Sache mit dem Geschlechtsverkehr gern leicht. Sie denken: »Wenn ich ihn nur oft genug reinstecke, wird sie schon irgendwann kommen.« Meist dauert die Penetration nicht lange genug, um Frauen wirklich Freude zu bereiten. Nur etwa zwanzig Prozent der Frauen kommen allein durch Penetration zum Höhepunkt. SIE braucht einfach eine Weile, um ein orgasmusfähiges Erregungsniveau zu erreichen. Anders gesagt: Ficken allein genügt nicht! Das Vorspiel mit der Hand oder dem Mund kann auf dem Weg zum Höhepunkt sehr hilfreich sein. Denn auch die Schleimhäute müssen erst in Gang kommen, die das feuchte Sekret absondern, das beim Geschlechtsverkehr als Gleitmittel dient. Wenn ohne den nötigen Feuchtigkeitsfilm Haut auf Haut reibt, kann Sex sehr weh tun. Dagegen hilft ein Gleitmittel aus dem Sexshop oder der Apotheke.

Einmal erregt – wobei das Hormon Östrogen großen Einfluss hat –, wird die Klitoris stärker durchblutet und schwillt an. Übrigens kann das weibliche Lustorgan in puncto Schwellgewebe durchaus mit dem Penis mithalten. Die Klitoris spielt neben dem nie exakt lokalisierten G-Punkt in der Vagina die Hauptrolle beim weiblichen Orgasmus.

Doch was Frauen so richtig anmacht, ist von allen körperlichen Faktoren unabhängig: SIE steht auf Humor! Bei einer 2007 weltweit durchgeführten BBC-Internetstudie mit über 200 000 Teilnehmern kam heraus, dass Männer bei der Damenwahl vor allem auf Intelligenz und aufs Aussehen achten. Frauen hingegen – und zwar mit beeindruckenden 53 Prozent – fahren auf Männer mit Witz ab. Das alte Spiel rund um Begierde und Befriedigung (und Vermehrung) soll vor allem eines: Spaß machen!

Lack, Latex & Leder

Im Rotlichtmilieu zählen Anzüge aus Lack, Latex und Leder zur Berufsbekleidung. Sie liegen eng an, bringen die Proportionen voll zur Geltung und erregen bei Berührung die Haut. Es gibt Latex-Slips mit eingearbeitetem Penis, stimulierenden Noppen und sogar Dildos, die innen liegen und sich aufpumpen lassen. Gummi-Girls (auch Rubbermaid genannt) tragen knallenge Fetisch-Wäsche wie Slips mit Öffnungen im Schritt. Es gibt Catsuits, Ganzkörperanzüge, mit und ohne Korsettverschnürung. Die Sachen gibt es in allen Farben, doch Schwarz und Rot gelten in der Szene als besonders aufregend. Auch transparente und weiße Ware ist beliebt.

Die Latte fürs Loch

Der Penis, auch Schwanz, Pimmel oder Schniedel genannt, wird in erigiertem Zustand als Ständer oder Latte bezeichnet. Es gibt eine Unzahl weiterer Ausdrücke für das steife Glied, das übrigens bis zu dreimal so groß ist wie in unerigiertem Zustand.

Das Geschlechtsteil der Frau, die Vagina oder Scheide, wird vulgär als Möse, Fotze oder Loch bezeichnet. Seit Edmund Stoiber uns mit seinem Geständnis überrascht hat, dass er seine Frau »Muschi« nennt, mag mit diesem Begriff keine rechte Freude mehr aufkommen. Dass es viel schönere Ausdrücke gibt, wissen die Menschen auf Hawaii: Bei ihnen heißt die Vagina »himmlische Blüte«.

Männer und die Liebe unter Frauen

Viele Männer träumen davon, Frauen beim heimlichen Liebesspiel zu beobachten. Es macht sie an, beim Lesben-Spiel zuzusehen, sich dabei selbst zu befriedigen oder es den Mädels hinterher zu besorgen. Wenn professionelle Liebesdamen sich gegenseitig befriedigen (oder so tun), spricht man von einer Lesbo-Show. In vielen Pornos sind Szenen mit Sexspielen unter Frauen fester Bestandteil und laufen als eine Art Vorspiel für den härteren Fickteil.

Mucho Macho

Unter dem Begriff »hypermaskulin« ist er zurückgekehrt: der Macho! Rapper wie Bushido, der sich wegen eines 7er-BMW prügelt, Wladimir Putin, der mit nacktem Oberkörper angeln geht und die Rute wie einen Penis in die Landschaft hält, oder Robbie Williams, der backstage angeblich alles knallt, was nicht schnell genug den Hinterausgang findet. Machos stehen ständig unter dem Zwang, ihre Männlichkeit zu demonstrieren. Imponiergehabe und Überheblichkeit gehören zu den vorherrschenden Charaktereigenschaften. Sie leben animalische Triebe aus, wirken kalt und dominant, trinken gern und reichlich Alkohol und verletzen sexuelle Tabus. Mag das Steinzeitverhalten auch noch so abstoßend wirken: Insgeheim stehen die Frauen laut einer britischen Studie darauf. Jedenfalls an ihren fruchtbaren Tagen, dann nämlich sollen sogar emanzipierte Frauen ein Faible für Machos entwickeln. Vor dem Traualtar steht frau dann aber doch lieber mit einem Softie.

Danke, ich schaff das allein

Heute schon gewichst? Auch wer selbst Hand anlegt, kann was erleben. Die Befriedigung mit dem Mittelfinger, der ganzen Hand, einem zuckenden Vibrator oder sonstigen Hilfsmitteln wird als Masturbation bezeichnet. Das Wort Onanie steht ebenfalls für Selbstbefriedigung und stammt aus der Bibel. Ein gewisser Herr Onan ejakulierte lieber auf den Acker, als die Witwe seines Bruders zu schwängern.

Ein bisschen Abwechslung tut gut: Wenn Rechtshänder sich mit der linken Hand befriedigen, kommt mehr Freude auf. Der Unterschied zwischen einem Dildo und einem Vibrator ist übrigens schnell erklärt. Der Dildo vibriert nicht. Vibratoren stimulieren und verhelfen so leichter zu einem klitoralen Orgasmus. Beide Geräte sind nicht nur für »Solonummern« gedacht. Auch zugucken und beim Partner anwenden machen Spaß. Als Konkurrenz müssen Männer den Silikon-Penis nicht fürchten: Ein echter Schwanz ist nicht zu ersetzen.

Ganz schön geil

Viele Männer träumen von Frauen, die wie läufige Hündinnen immer und überall nur eines wollen: begattet werden! Eine solche Frau wird als Nymphomanin bezeichnet. Der Zustand von Dauergeilheit heißt in der Fachsprache Hypersexualität. Bei Männern spricht man nicht vom Nympho-Mann, sondern vom Satyr. Die Engländer bezeichnen den Zustand auch als »horny« oder »foxy«.

Ich komme, ich komme, ich komme

Multiple Orgasmen sind im Gespräch unter Freundinnen ein beliebtes Thema. Wenn eine Frau nach einem Orgasmus schnell wieder stimulierbar ist, kann der nachfolgende Orgasmus sogar stärker sein als der vorhergehende. Es soll Frauen geben, die wie eine Rakete abgehen und über hundert Orgasmen hintereinander haben, doch das gehört wohl eher in das Reich der Mythen und Legenden. Es steht allerdings fest, dass Muskelzuckungen im Unterleib manchmal über längere Zeit anhalten, die Schwellkörper und Drüsen auf Hochtouren arbeiten und der Frau viel Freude bereiten. Während des Orgasmus kann leichter Schmerz durch Beißen oder Kneifen übrigens in ein intensives Gefühl der Lust umgewandelt werden. Wenn die Beinmuskeln angespannt werden, verbessert sich die Reizübertragung ins Rückenmark. Wer ein Kissen zwischen den Beinen kräftig zusammenpresst, kann diese Spannung leichter provozieren und so mehr Lust erfahren.

Sein bestes Stück

Es gibt keinen zweiten Körperteil, über den so viel gemunkelt und geflunkert und mit dem so dick aufgetragen wird wie der Penis. Oder haben Sie schon mal die Länge Ihrer Arme mit denen anderer verglichen? Männer übertreiben gern, wenn es um »seine« Größe geht. Denn insgeheim fürchten knapp vierzig Prozent aller Männer, dass ihr bestes Stück etwas zu klein geraten ist. Deshalb wird gern aufgerundet, wenn in Herrenrunden die Messlatte angelegt, verglichen und gemessen wird. Der Durchschnittswert liegt zwischen zwölf und siebzehn Zentimeter, wenn das gute Stück sich im erigierten Zustand befindet.

Die Länge der Nase im Gesicht des Mannes hat mit der Länge seines Penis nichts zu tun. Allerdings seine Nationalität: Afrikanische Männer haben einen kleinen Vorsprung und stehen mit durchschnittlich 17,2 cm an erster Stelle, wenn es um die Größe geht. Nordamerikaner und Westeuropäer sind ihnen mit ihrem besten Stück dicht auf den Fersen. Schlusslicht in puncto Penisgröße bilden die Ostasiaten: Sie kommen im Durchschnitt lediglich auf 12,3 cm. Wenn ER häufiger mal hinhören würde, wenn SIE über den Penis spricht, wäre ihm schnell klar, dass die Länge bei der

Lust nicht unbedingt von Bedeutung ist. Also, Männer: Bitte das Metermaß wieder einstecken und ein wenig an der Technik feilen!

Anders ist die Sachlage, wenn ER nur mit einem Mikropenis ausgestattet ist. Dabei handelt es sich um eine seltene Krankheit. So ein Mikro-Pimmelchen misst selbst in erigiertem Zustand nur etwas über dreißig Millimeter – und das ist bei aller Technik viel zu wenig. Doch nicht entmutigen lassen: Es gibt genug Ersatz im Sexshop.

Aus religiösen und medizinischen Gründen kann die Vorhaut beschnitten sein. Das trifft bei rund fünfzig Prozent aller Männer zu. Immer wieder heißt es, dass beschnittene Männer mehr Spaß beim Sex verspüren. Es gibt Studien, die genau das Gegenteil behaupten. Der Wahrheitsgehalt lässt sich nicht überprüfen.

Von Radfahrern, Wichsern und Glatzköpfen

Dass Radfahren impotent macht, müssen nur Mountainbikefahrer befürchten, die extrem wild durch die Landschaft brettern. Wenn sie querfeldein durchs Gelände radeln und dabei immer wieder mit dem Hoden gegen den harten Sattel stoßen, nimmt das beste Stück in der engen Radlerhose möglicherweise auf Dauer Schaden. Es kann zu Veränderungen im Gewebe kommen. Doch wer mit seinem Rad auf der asphaltierten Straße immer nur brav geradeaus fährt, hat nichts zu befürchten.

Die Angst der Männer um ihr bestes Stück ist weit verbreitet. Den Begriff der Kastrationsangst verwendete als Erster Sigmund Freud, der Begründer der Psychoanalyse. Schon kleine Jungen fürchten, ihren Penis und damit ihre Potenz zu verlieren. Doch was kann wirklich passieren? Im 21. Jahrhundert ist Kastration kaum irgendwo auf der Welt noch üblich. Schlimme Unfälle können sich natürlich auch in Deutschland ereignen.

Die Horrorvorstellung eines Penisbruchs ist hingegen durchaus real. Es kommt immer wieder vor, dass der erigierte Penis einen ungünstigen Winkel einnimmt und umknickt, wenn die Frau beim Geschlechtsverkehr auf dem Penis sitzt und sich zu heftig bewegt. Da der menschliche Penis (anders als bei einigen Tierarten) keinen Knochen in seinem Innern hat, ist der Penisbruch kein Knochenbruch. Vielmehr reißen die festen Membranen, die die Schwellkörper des Geschlechtsorgans umhüllen. Das ist ein äußerst schmerzhafter Vorgang. Der Penis schwillt stark an und verfärbt sich. Manchmal muss ein Penisbruch sogar operiert werden.

Rund um den Penis halten sich viele Gerüchte sehr hartnäckig. Das Gerede vom »Samenstau« beispielsweise, der angeblich entsteht, wenn man(n) über einen langen Zeitraum keusch gelebt hat und es nicht zum Samenerguss gekommen ist, ist völliger Humbug. Was der Penis nicht verspritzen kann, wird vom Körper schlicht und ergreifend wieder abgebaut. Es kann sich im Penis also nichts stauen, was einen Überdruck bilden und nach außen drängen würde.

Aus Furcht vor einem Samenstau oder doch eher aus purer Lust legen Männer gern Hand an sich. Geht es ums Masturbieren, kommt schon das nächste Gerücht auf. Es lautet: Jeder Mann hat maximal 1000 Schuss! Wer mag diesen Blödsinn nur erfunden haben? Ist es ein Trick reinlicher Mütter, die nicht ständig die Betten ihrer Jungs frisch beziehen wollen? Oder hat es religiöse Gründe? Biologisch gesehen, ist die 1000-Schuss-Theorie jedenfalls unsinnig. Im Hoden eines jungen Mannes werden etwa tausend Spermien in einer Sekunde produziert!

Wenn ER schon seine Haare verliert, will er wenigstens als besonders potent erscheinen. Vielleicht kommt das Gerede über die geilen Glatzköpfe ja daher, dass man(n) der Kahlköpfigkeit wenigstens einen Vorteil verschaffen musste? Glauben Sie ihm nicht, wenn er seinen spärlichen Haarwuchs mit gesteigerter Manneskraft durch ein Mehr an männlichen Hormonen in Verbindung bringt. Glatzköpfe haben empfindlichere Haarwurzeln. Auch wenn kahlköpfige Männer das gern behaupten: Mit gesteigerter Potenz hat die verlorene Haarpracht nichts zu tun.

Männliche Lust und Fruchtbarkeit

Damit es den Keimdrüsen nicht zu warm wird, sind sie außen im Hodensack untergebracht. Dort ist es nämlich ein bisschen kühler als in der Leibeshöhle.

Bevor sich die Spermien auf ihren mühsamen Weg zu einer Eizelle machen können, werden sie während des Orgasmus im Samenleiter mit Sekreten aus unterschiedlichen Drüsen (wie zum Beispiel der Prostata) vermischt. In einem Milliliter Samenflüssigkeit schwimmen dann bis zu 60 Millionen Samenfäden. Eine unvorstellbar große Zahl, wenn man bedenkt, dass nur einer durchkommt! Die Schnellschwimmer sind bis zu drei Tagen überlebensfähig und in der Lage, eine Eizelle zu befruchten.

Männern geht der »Saft« bis ins hohe Alter nicht aus. Von der Pubertät bis ins Greisenalter produzieren die Hoden Spermien. Ganz gleich, wie viele Samenergüsse ein Mann in seinem Leben gehabt hat.

Damit er zeugungsfähig ist, ist allerdings das Hormon Testosteron notwendig. Und ohne Erektion ist der ganze Fortpflanzungsvorgang nicht möglich. Doch wie kommt es zu einer Erektion? Manchmal reichen schon optische Reize, ein aufregender Duft oder ein paar versaute Gedanken. Lust entsteht im Kopf. Im Gehirn, genauer gesagt im Hypothalamus, werden die Reizsignale zusammengeführt und verarbeitet. Dort sitzt die Schaltzentrale der Lust. Vom Hypothalamus aus geht die Information dann ab ins Rückenmark, wo sich das Erektionszentrum befindet. Hier entstehen Impulse, die das Glied versteifen lassen und die Ejakulation steuern. Mechanische Reize, die zum Beispiel beim Masturbieren auf den Penis wirken, werden dagegen quasi von unten ans Rückenmark weitergeleitet. Lust ist – wenn man als Wissenschaftler lange genug darüber nachdenkt – ein äußerst komplexes Zusammenspiel von Hirn und Hormonen, physischen und psychischen Faktoren.

Viagra & Co. für Standfestigkeit

Was passiert, wenn das Gehirn zwar Lust empfindet, aber der kleine Freund des Mannes nicht mitspielen will? Die Blutzufuhr in den Arterien ist für eine Erektion wichtig. Um die Schwellkörper zur Ausdehnung zu bringen, schießt bis zu zwanzigmal mehr Blut in die Arterien ein; es kommt zu einem Blutstau, und der Penis wird steif. Bei diesem Vorgang ist ein Botenstoff namens cGMP von zentraler Bedeutung. Er sorgt dafür, dass sich die Arterien weiten und der Calciumgehalt in den Zellen abnimmt. Doch der Signalstoff cGMP hat einen Gegenspieler, ein Enzym namens Phosphodiesterase-5. Dieses Enzym spaltet den Signalstoff, und die Erektion lässt nach. An diesem Punkt setzen Viagra und all die anderen Lustmacher ein: Sie nehmen es mit dem Spaßverderber-Enzym auf, blockieren es, und die Arterien können sich wieder ungehemmt weiten. Das alles klingt nach medizinischem Fachwörterbuch, aber es ist hilfreich, wenn man es weiß.

Über die Morgenlatte kursieren viele Gerüchte. Es ist ein Phänomen, das jeder Mann kennt: Er macht morgens die Augen auf – und schon steht das Teil! Ist etwa ein schmuddeliger Traum die Ursache, die körperliche Nähe der Partnerin – oder ist er einfach nur ein toller Hengst? Über die tatsächlichen Ursachen sind sich auch die Wissenschaftler noch nicht ganz im Klaren. Eigentlich egal, oder? Wenn die Morgenlatte Freude bereitet, wird sie gern genommen.

Gib mir mal 'ne Hand

Petting ist nicht nur eine Altersfrage. Trotzdem ist die erste sexuelle Erfahrung in jungen Jahren meistens mit Fummeln verbunden. Petting ist so vielfältig wie die Phantasie der Paare. Man kann sich ohne direkten Hautkontakt aneinanderreiben, das Geschlechtsteil durch die Kleidung befriedigen, mit der Hand in die Hose greifen und dem Partner »einen runterholen« oder die Fingerchen vorne oder/und hinten lustvoll einführen.

Einer ist keiner

Ist von einer »Ménage a trois« die Rede, sind drei Personen am Sexspiel beteiligt. Auf gut Deutsch: Es handelt sich um einen flotten Dreier. Promiskuität bezieht sich auf sexuelle Erlebnisse mit ständig wechselnden Partnern. Wer promisk ist, ist meist nicht wählerisch, hangelt sich von einem One-Night-Stand zum nächsten und vögelt, was gerade verfügbar ist. Polygamie setzt dagegen eine gewisse Treue voraus: Wer polygam lebt, hat gleich mehrmals ja gesagt und ist mit mehreren Partnern verheiratet (was nur in einem Teil Afrikas und Asiens legal ist). Bei Bigamie ist die Anzahl der

Partner beschränkt: Meist handelt es sich um einen Mann, der zwei Frauen hat. Ist eine Frau mit mehreren Männern zusammen, wird von einer polyandrischen Lebensgemeinschaft gesprochen.

Das kostet

Prostitution ist Sex gegen Bezahlung. Im Rotlichtmilieu hat sich eine eigene Sprache entwickelt. Die gebräuchlichsten Begriffe für Frauen, die ihren Körper verkaufen, sind Hure, Nutte und Callgirl. Bei Männern spricht man von Strichern, Strichjungen und Callboys. Das brutale Geschäft mit käuflichem Sex ist einträglich. Zuhälter kassieren von den Prostituierten den Löwenanteil. Sie spielen sich als »Beschützer« der Damen auf, doch es kommt im Milieu nicht selten zu Gewalttaten von Zuhältern gegenüber »unwilligen« Huren. Zuhälter werden auch als Lude, Loddel, Stenz, Strizzi und Pimp bezeichnet. Der Kunde einer Prostituierten wird Freier genannt.

Königlicher Thron

Beim Queening thront die Frau wie eine Königin auf dem Gesicht des Mannes und lässt sich von ihm oral befriedigen.

Mollige Wollust

Der Freund alter Meister spricht von Rubensfrauen, die mit dicken Schenkeln, runden Bäuchen und vor allem prallen Brüsten die Männerwelt erregen. Viele Männer stehen auf weibliche Rundungen. Nur wenige mögen es hingegen, wenn der Sexualpartner richtig fett und feist ist. Die Pornobranche versteckt die vollschlanken Reize gern hinter drei Buchstaben und kürzt das dicke Begehren mit BBW ab. Es steht für »Big beautiful woman«.

Aua, das tut gut!

Unterwerfung und Schmerz können Lust bereiten, wenn man auf Sadomaso-Sex steht. Begriffe wie »Sado« und »Sadist« stammen übrigens von dem Schriftsteller Marquis de Sade, der Mitte des 18. Jahrhunderts in Paris lebte. Sein ausschweifender Lebenswandel ist in die Geschichte eingegangen. Er hat sogar eine Frau entführt und gequält, war wegen versuchten Mordes an Prostituierten angeklagt und saß lange Zeit im Gefängnis. Dort schrieb er unter anderem Skandalschriften wie »Die 120 Tage von Sodom«. Als Schriftsteller erotischer Literatur zählt de Sade zu den Klassikern. Die meisten Schriften waren zu seiner Zeit in Frankreich verboten.

Als Masochist bezeichnet man einen Menschen, der unterworfen werden will, herrische Behandlungen und Demütigungen liebt. Der Namensgeber dieser Sexualpraktik ist der Schriftsteller Leopold von Sacher-Masoch. Er wurde in Galizien geboren und lebte seine Lust am Leid zunächst in der Ehe aus. Er verlangte von seiner Frau, einen Pelz anzuziehen und ihn auszupeitschen. Bei Sadomaso-Spielchen teilt der eine aus, der andere erträgt. Masochisten möchten herumkommandiert und eingesperrt werden, sie lassen sich schlagen, auspeitschen und bestrafen, bis auf ein vereinbartes Wort (etwa SOS) die Qualen beendet werden. Der Sadist hat Spaß daran, seinen Sexualpartner zu quälen. Die Sexspielzeuge in der Sadomaso-Szene sind nur durch die Phantasie der Anhänger begrenzt. Peitschen in allen Ausführungen, in diesen Kreisen als »Whip« (englisch für Peitsche) bezeichnet, gehören genauso zur Grundausstattung wie Masken, Fesseln und Handschellen. Man trifft sich in »schwarzen Studios«, in denen die SM-Spiele veranstaltet werden. Auch Folterwerkzeuge wie Zangen und Nadeln liegen dort für die Lust am Leid bereit.

Nicht schlucken

Die BILD-Zeitung sprach von »Samenraub«, als Tennisstar Boris Becker damals in der Wäschekammer ... Der lateinische Begriff für Samenraub ist Rapina seminum. Es gehört eine gewisse Kunstfertigkeit dazu, doch mit dem Inhalt gebrauchter Kondome oder über »Mundraub« beim Blasen können Männer mit ihrem Sperma unfreiwillig zu Vätern gemacht und zu Alimentenzahlungen verdonnert werden.

Spiel mit mir

Bei Sexspielzeug ist auch von Toys, dem englischen Wort für Spielzeug, die Rede. Besonders beliebt sind Dildos, die als Penisersatz dienen und sich besonders echt anfühlen. Einen Dildo, der einem Penis sehr realistisch nachgebildet ist, nennt man Dong. Dongs können vorstehende Adern und eine bewegliche Vorhaut haben. Es gibt Dildos, auf die man sich setzen und sich darauf bewegen kann. Ein Dildo mit einem Motor, der ihn hin und her bewegt, wird Vibrator genannt. Mit ihm kann man den Kitzler und die Scheide stimulieren. Als Toys bezeichnet man auch Penisringe und Liebeskugeln. Die Kugeln stammen ursprünglich aus Japan. Sie werden in die Vagina eingeführt und steigern das

Lustgefühl, denn bei jeder Bewegung fangen sie an zu vibrieren.

Sklave & Domina

Sie sind die Hauptdarsteller in dem Spiel rund um Schmerz und Quälerei. Während der Sklave als willenloses Werkzeug nackt auf Knien rutscht, befiehlt die Domina in herrischem Ton, was Sache ist. Sie macht sich ihr Opfer untertan. Dabei kommt es nur selten zum Geschlechtsverkehr. Manchmal führt die Domina ihren Sklaven wie ein Tier an der Leine, lässt sich die Schuhe lecken und bedienen wie eine Herrscherin. Dominas tragen häufig hohe Stiefel, sind in Lack und Leder gekleidet und halten die »Macht« in Form einer Peitsche oder eines Rohrstocks in Händen.

In aller Kürze

S/M steht für Sadomaso – M/S für die umgekehrte Variante, die bedeutet: »Ich bin lieber Maso und lasse mich gern quälen.« D/S bedeutet Domina/Sklave und hat mit Unterwerfung und devotem Gehorsam zu tun. BDSM steht für Bondage & Discipline, Sadismus & Masochismus. Von B. J. ist die Rede, wenn es sich um einen Blowjob handelt. Damit ist oraler Verkehr – das Blasen – gemeint. Alles muss nach dem SSC-Prinzip ablaufen. Die drei Buchstaben stehen für »safe, sane and consensual«, was im Englischen so viel bedeutet wie: sicher, bei klarem Verstand und gegenseitigem Einverständnis! Von HWG ist vor dem Richter oder bei der Polizei häufiger die Rede als im Bett: Die Buchstaben stehen für »häufig wechselnden Geschlechtsverkehr«.

Verbotene Sünde

Von den lasterhaften Städten Sodom und Gomorrha ist in der Bibel die Rede. Sie werden von Gott zerstört, weil ihre Bewohner sündig sind und gegen seine Gebote verstoßen. Was sich in diesen Städten abgespielt hat, wird dem Bibelleser nicht so genau verraten. Immer wenn es um sexuelle Abweichungen geht, verwendet man den Begriff Sodomie, doch die Bedeutung ist international nicht einheitlich. In Deutschland versteht man unter Sodomie den Geschlechtsverkehr mit Tieren, in Frankreich Analverkehr. Auch Inzest (Geschlechtsverkehr mit Familienangehörigen) und Pädophilie (Geschlechtsverkehr mit Kindern) werden in einigen Ländern mit dem Begriff Sodomie gebrandmarkt.

Samen-Spiele

Mit dem Ejakulat lässt sich beim Sexspiel einiges anstellen: Man kann es schlucken oder verführerisch wieder aus dem Mund laufen lassen, den Samenerguss durch die Finger gleiten lassen oder auf dem Körper verreiben. Was da verspritzt wird, hat viele Namen: Sperma, Samen und Ejakulat sind gängige Begriffe. In England spricht man von »cum«. Reizvoll sind Gesichts- oder Busen-Fick. Dabei wird das Sperma auf den entsprechenden Körperteilen verrieben. Es kann allerdings auch zu einem Samenerguss kommen, ohne dass sich beim Mann das befriedigende Gefühl des Orgasmus einstellt. Das nennt man Anorgasmie. Und wenn es zu früh passiert, spricht der Sexprofi von einer Ejaculatio praecox.

Ich swing mit dir

In Swingerclubs und auf einschlägigen Partys treffen sich Pärchen zum Partnertausch. Man schläft kreuz und quer durcheinander, Gruppensex ist in Swingerclubs üblich. Bei aller Toleranz kommt es nicht selten zu Gefühlen der Eifersucht, wenn man plötzlich sieht, wie der Partner mit jemand anderem seinen Spaß hat. Man trifft sich in Swingerclubs auch zur Themenparty, macht Ritterspiele, veranstaltet Fress- und Sauforgien. Die Klientel in Swingerclubs ist häufig jenseits der fünfzig. Die meisten Paare haben viel ausprobiert, um ihre Beziehung zu retten. Die Sexspielchen wirken (bei vorgegebener Freizügigkeit) oft eher verklemmt und albern. Es gibt Nahrungsmittelspiele, bei denen der Frauenkörper als Teller benutzt wird: Die Esser dürfen sich bedienen und alles ablecken. Auch gemeinsame Öl- und Schaumbäder sind bei Swingern beliebt.

Tanz auf dem Tisch

In Bars und Diskos ist Tabledance oder der Tanz an der Go-Go-Stange mittlerweile üblich. Halbnackte Frauen bewegen sich erotisch aufreizend zu Musik und ziehen sich dabei weiter aus. Die Stripeinlagen sollen das Geschäft mit Getränken ankurbeln und die Männer anregen.

Wer bin ich?

Transsexuelle fühlen sich in ihrem Körper fremd: Sie möchten lieber zum anderen Geschlecht gehören. Der Mann wäre lieber Frau, die Frau fühlt sich als Mann. Wird das Leid mit dem eigenen Geschlecht unerträglich, hilft oft nur eine Geschlechtsumwandlung. Bei der Operation werden Männern Penis und Hoden entfernt und eine Vagina gebildet, und mit Hilfe von Hormonen wächst ihnen ein Busen. Als androgyn bezeichnet man Menschen, die sich nicht in jeder Hinsicht eindeutig einem Geschlecht zuordnen lassen: Frauen haben knabenhafte Figuren, Männer weibliche Züge.

Schicke Klamotten

Ein Transvestit trägt gern Frauenkleider, stöckelt auf High Heels über die Straße, klimpert mit Schmuck, trägt Perücken und hat bessere Schminktricks drauf als die Kosmetikerin im Beautysalon. Im Gegensatz zum Transsexuellen möchte der Transvestit Mann bleiben und ist nicht unbedingt auf eine Geschlechtsumwandlung erpicht. Ihn reizt vor allem der Spaß an der Verkleidung. Einmal in eine andere Rolle zu schlüpfen ist ein spielerisches Element beim Sex. Als Drag Queen bezeichnet man grell geschminkte Transvestiten (auch Transe genannt), die sich in phantasievolle Fummel werfen und toll herausputzen.

Stille Beobachter

Voyeure wollen gar nicht mitspielen. Es reicht ihnen schon, das Liebesspiel zu beobachten. Sie verharren in Passivität, genießen mit den Augen und kommen dabei häufig durch Selbstbefriedigung auf ihre Kosten. Wer sich allerdings im Spiegelzimmer vergnügt und mit den Augen von allen Seiten verfolgt, was mit seinem Körper gerade geschieht, ist kein Voyeur im klassischen Sinne.

ANNE WEST

Sex for Lovers

Handbuch für Sexgöttinnen

696 Tipps für den besten Sex Ihres Lebens

Sie wollen besseren Sex? Ein bisschen mehr Herzklopfen und Spannung? Sich bedingungslos hingeben? Einmal richtig schamlos sein?

Guter Sex ist mehr als ein Stellungswechsel dann und wann oder zwei, drei gelungene Handgriffe. Guter Sex beginnt im Kopf. Anregende Ideen, Spielmaterial für Ihre erotischen Phantasien, unwiderstehliche Inszenierungen – mit dem Handbuch für Sexgöttinnen verzaubern Sie Ihren Alltag immer wieder neu. Für die schärfsten Nächte (und Tage) Ihres Lebens.

Knaur Taschenbuch Verlag

MANTAK CHIA /
DOUGLAS ABRAMS ARAVA

Jeder Mann kann!

Öfter, länger, besser

*Sextipps für jeden Mann –
Der Multi-Orgasmus-Mann*

Orgasmus und Samenerguss müssen nicht zusammenhängen – denn auch Männer können multiple Orgasmen haben! Mantak Chia verknüpft uraltes chinesisches Wissen über das multiorgastische Potenzial der Männer mit neuesten wissenschaftlichen Erkenntnissen – und erklärt die wirkungsvollsten Übungen und Techniken. Damit kann jeder Mann viele weitere Höhepunkte erleben. Ein praktischer und leichtverständlicher Leitfaden, der Ihr Liebesleben revolutioniert!

Knaur Taschenbuch Verlag